楽しくなる 自信が湧く 成果が出る

中小規模病院 の 看護管理 メソッド

著
水戸美津子・榎本晶

中央法規

はじめに

〜 中小規模病院で看護管理にかかわるすべての看護師と、
看護管理にモヤモヤを抱く看護師の皆様にも読んでほしい 〜

　私は、看護部長、副看護部長、看護師長、主任、リーダー等として病院で管理をする立場にある人たちや、訪問看護ステーションや介護福祉関連施設等の地域で管理を担う人たちと出会う機会が頻繁にあります。その多くは、日本看護協会等の研修生や大学院生、あるいは大学の実習病院や施設の指導者、私が長年かかわってきた地域の医療法人や社会福祉法人の管理者たちです。ほとんどが中小規模病院の看護管理者であり、臨床現場でさまざまなジレンマを抱えながらも、"誠実に仕事をする人たち""使命感をもってひたむきに仕事をしている人たち"です。

　看護師は、もともと使命感の強い職種です。それを強烈に再認識させられたのは、2020年からのコロナ禍でした。医療の最前線で、想像をはるかに超えるストレスのなかで、医療現場を維持し、患者さんのために悪戦苦闘している看護管理者を身近で何人も見てきました。物も人も足りないなかで、必死に未知のウイルスと戦い、私生活を犠牲にして奮闘している人たちを目の当たりにして、使命感という言葉以外見つからない、"本当にすごい"人たちだと思いました。

　しかし、実践では"本当にすごい"ことをしているのに、大学院の院生たち（多くが看護管理者）や長年かかわっている地域の病院の看護管理者たち、研修で出会う多くの看護管理者たちの自尊感情や自己効力感が低いことがずっと気になっていました。人材も物も足りない場で、ネガティブな思考とあるべき論の狭間でジレンマに陥っている看護管理を担う看護師たちの自尊感情を、どうしたら高められるのだろうか。「自信をもって！　だってこんなに素晴らしい仕事は他にないのだから」「そう、あなたたちは、十分よくやっているのだから、自信をもって！」と思いながら、会うたびに、いつも「モヤモヤ」したものが心に残っていました。**看護管理を担う人の自尊**

感情が低いと、良い看護や管理が実践しにくく、それはスタッフである看護師一人ひとりにも影響し、その結果として退職や転職につながるのではないでしょうか。

　本書は、看護管理の実践課題を既成の理論に当てはめて考えることや、あるべき論で解決していくのではなく、あくまでも現場で起こっていることにこだわって、"当たり前"と思っている視点を少し変え、「看護管理は楽しく、元気が出る」ということに焦点化し、言語化した本です。

　中小規模病院の看護管理者の視点としては、看護師の多様な背景や経験を最大限に活かし、場の特性に応じた柔軟なマネジメントや人材育成、人材確保の戦略、他施設等との協力体制の構築が求められます。本書では、中小規模病院の看護管理者や看護リーダー、これからリーダーを目指す看護師を対象にしています。中小規模病院の特性や課題に焦点を当て、具体的な看護管理（支援）の視点を提示し、日々のアプローチをどうすればよいのかといった行動につながるように構成しています。なお、この本では「看護管理者」という言葉を主に使用していますが、看護部長、副看護部長、師長、主任、リーダー等々の看護管理を担っている者という意味で、厳密な定義をしているわけではなく、病院や介護関連施設等で看護管理を担っている人をも想定して使用しています。また、中小規模病院という言葉も厳密な定義（300 床未満等）で使用しているわけではなく、大規模病院の看護管理者が読んでもヒントになることがあるのでは、と自負しています。

　本書は、読みやすく、実践につながるように、看護管理者の自己効力感や自尊感情が高まり、元気が出るように、「こんなふうに考えてはいかがでしょうか。だって、皆さんは十分に実践できているのですから」という思いを込めています。皆さんの元気が出るお手伝いができたら、とてもうれしく思います。

　日々、試行錯誤しながら管理をされている皆さんに敬意を込めて。

2025 年 3 月　水戸美津子

Index

はじめに

Chapter 1 大規模病院にはない中小規模病院の特性をまるごと活かす
水戸美津子

1 ▶▶ 大規模病院と比べて組織が簡素であるため職員間の距離が近い ... 2

「日常性」に戻れる瞬間が多く存在する―院内のどこでも挨拶― ... 2
▶「日常性」と「非日常性」の間を行ったり来たり ... 3
上下関係が緩やかで組織を活性化しやすい ... 5
▶「わきまえる」ことと「尊重する」こと ... 6

2 ▶▶ 少ないリソース（資源）を有効に効率的に活用する ... 10

ジェネラリスト・ナースとしての能力向上のために
―柔軟性と対応力（臨機応変）を育てる― ... 10
▶優秀なジェネラリスト・ナースを育成できるのが中小規模病院 ... 11

3 ▶▶ 看護師の年齢層が幅広く、中途採用者も多いため多様な価値観が交錯する ... 14

多様な人材を活かす―人材の確保と定着（離職率の低下）を促進する― ... 14
▶誰もが尊重されていると感じられるように ... 15

4 ▶▶ 看護ケアの質の良し悪しが病院経営に大きく影響する ... 18

地域密着と評判が来院者の増減に影響する ... 18
▶あの看護師さんたちがいる病院だから ... 19

iii

Chapter 2　多職種を巻き込む交渉力を高める

水戸美津子

1 ▸▸ 交渉力とは　24

相手への「共感力」と「コミュ力」をもって、Win-Win の関係を目指す ···· 24
▸ 交渉がうまくいくとモチベーションが上がる ·········· 25

2 ▸▸ コンフリクト（対立・衝突）は常に生じるものと心得る　28

自部署の問題点を明確にしたり、創造性を高めたり、関係性を深めるためのチャンスととらえる ·········· 28
▸ コンフリクトのない組織はない ·········· 29

3 ▸▸ ライン組織を意識した行動を心がける　31

看護師は人数が多いがゆえ、院内の情報をいち早くキャッチすることが可能になる ·········· 31
▸ ラインに基づいた動きにするために、歯車をどう回すのか？ ·········· 32

4 ▸▸ タスク・シフト／シェア—看護業務を他職種に移管すること、または他職種と共同化すること—　35

他職種と共通理解・認識をもったうえで進めないと、負荷がかかり離職につながりかねない ·········· 35
▸ 医師の指示：具体的指示と包括的指示 ·········· 37

Chapter 3　常に看護の質向上に向けたデータ収集と分析を行う
榎本　晶

1 ▶▶ データ活用・分析は看護ケアの品質向上のためであり、離職防止にも活用できる　42

データは収集し、分析し、解釈することで情報になる ……………………………… 42
- ▶俯瞰とデータ …………………………………………………………………… 44

2 ▶▶ ヒト・モノ・カネ・情報の管理の発想の転換　45

中小規模病院ではスピーディな対応・改善ができる ………………………………… 45
- ▶看護管理のヒト・モノ・カネ ……………………………………………………… 46

3 ▶▶ 患者満足度調査の活用　48

満足していない数値があれば、気づいていない病院のデメリットが必ずある ………………………………………………………………………………………… 48
- ▶対人的サービスの医療 ……………………………………………………………… 50

4 ▶▶ 院内感染防止、褥瘡予防、転倒転落防止等研修の充実と内容の分析　51

研修は誰のためかと考えることが看護管理者としては大事 ……………………… 51
- ▶看護師がそばについていても患者さんは転倒することがある ………… 53

Chapter 4　間違いを学んで安全をマネジメントする
榎本　晶

1 ▶▶ 倫理とコンプライアンスの違いを知る　58

先輩看護師がロールモデルを示すことが必要 ………………………………………… 58

v

▶ コンプライアンスを正しく認識する ⋯⋯⋯⋯⋯⋯⋯⋯⋯⋯⋯⋯⋯⋯ 60

2 ▸▸ インシデント・事故報告を多職種と共有する　61

何が起こったかを知ることの積み重ねが重要なデータになる ⋯⋯⋯⋯⋯⋯⋯ 61
▶ 分析したデータから、看護師の優れた行動（看護ケア）も見える ⋯⋯ 62

3 ▸▸ 医療安全管理委員会に多職種を巻き込む　65

医療安全に関することは「とにかくやってみる！」⋯⋯⋯⋯⋯⋯⋯⋯⋯⋯⋯ 65
▶ 医療安全委員会は全部門が出席 100％を貫く ⋯⋯⋯⋯⋯⋯⋯⋯⋯⋯ 67

4 ▸▸ 「責めない」は「責めるような言い方を避ける」ことと常に心にとどめておく　71

「なんで !?」という言葉は人の心を大変傷つける ⋯⋯⋯⋯⋯⋯⋯⋯⋯⋯ 71
▶ 「責めるような言い方」は感情的な期待の裏返し ⋯⋯⋯⋯⋯⋯⋯⋯ 73

5 ▸▸ ハラスメント対策を強化する　75

看護師の心を優先し、公的な相談窓口なども活用しながら対応を進めていく ⋯⋯⋯⋯⋯⋯⋯⋯⋯⋯⋯⋯⋯⋯⋯⋯⋯⋯⋯⋯⋯⋯⋯⋯⋯⋯⋯⋯⋯⋯⋯⋯⋯⋯⋯⋯ 75
▶ ハラスメントの相談窓口を知っておく ⋯⋯⋯⋯⋯⋯⋯⋯⋯⋯⋯⋯⋯ 77

Chapter 5　多様な経験と能力をもつ看護師の強みを活かす人材マネジメント　水戸美津子

1 ▸▸ 異なるキャリアを認め合う雰囲気をつくる　82

臨機応変に対応できる人材を有効に組み合わせて、その対応力を活かす ⋯ 82
▶ ライフキャリアを看護のキャリアに活かす ⋯⋯⋯⋯⋯⋯⋯⋯⋯⋯⋯ 84

2 ▸▸ 「生活者としての看護師」を大事にしながら人材育成を図る　87

働きやすい環境を整え、成長を支援し、目標達成のための機会を提供する
ことが離職防止につながる ··· 87
　▸超過勤務は当たり前ではない ·· 88

3 ▸▸ 「看護している実感」をもてる機会をつくる
　　　─心理的安全性を確保する─　91

看護管理者が日頃から一人ひとりの看護師をよく見て、記録しておくこと
が大事 ··· 91
　▸視座を変えるために心理的安全性を考える ··································· 93

4 ▸▸ 報酬と連動した教育評価モデルをつくる努力をする　96

看護師の使命感に頼らず、やりがいや充実感をもって働き続けられるよう
なシステムをつくる ··· 96

Chapter 6 中小規模病院ならではの
人材確保の方法　　水戸美津子

1 ▸▸ 働きやすい環境をつくる　104

人材確保は、採用すること以上に退職者を減らす（離職率を下げる）こと
につきる ·· 104
　▸看護管理者が定時に帰る努力をする ··· 107
　▸客観的なデータをもとに分析する ·· 107
　▸働きやすい雰囲気づくりは看護管理者の対応と工夫にかかっている ·· 109
　▸業務の効率化と待遇改善への働きかけ ··· 110

2 ▸▸ キャリアアップ支援をとおした働きがいをつくる　114

看護師一人ひとりのキャリア形成へのニーズが異なることを把握し、働き
がいがあると思える職場づくりを目指す ……………………………………… 114
　▶ 専門職としての使命を確認できる機会をつくる ………………… 114

3 ▸▸ 実習指導やインターンシップで採用を効率よく進める　116

看護師以外も含めた全職員で対応することで経費を抑えた採用活動になる
……… 116

Chapter 7　セルフマネジメントしながら管理する　水戸美津子

1 ▸▸ 情報と感情のコントロール　120

データを分析し冷静に活用してこそ成果が出る …………………………… 120
　▶ 感情のコントロール ……………………………………………… 121
　▶ バーンアウトを回避する ………………………………………… 123

2 ▸▸ モチベーションの維持　125

自分自身の意志だけでなく、環境の力も借りてみよう …………………… 125
　▶ 看護管理者である自分のケアは自分がする …………………… 126

3 ▸▸ ユーモアのセンスを磨く　128

患者さんに効果があるだけでなく、看護師自身のケア能力も
高まる ……………………………………………………………………………… 128
　▶ ヨーグルト好きですか？ ………………………………………… 129

4 ▶▶ 日々"起こること"を概念化して考える 132

目に見える実態を、目に見えない概念としてとらえなおす ……………… 132
　▶概念化することで自己効力感を上げましょう …………………… 135

5 ▶▶ チームをつくり、チームで生きる─楽しく組織化する─ 137

管理者が看護師に丁寧な態度で公平に接すると、「良い雰囲気」「良い看護」
を生み出し、「高い業績」につながる ………………………………… 137
　▶働きやすい環境づくりを ………………………………………… 138
　▶学習し、成長する組織に ………………………………………… 141

📖 看護管理者にお勧めしたい本
索引
おわりに
著者紹介

COLUMN

① 日常性 ……… 8
② 環境を味方につけたケア ……… 9
③ 改めて「診療の補助」にプライドを ……… 21
④ SWOT 分析をして、自部署の
　PDCA（Plan Do Check Action）を有効活用する ……… 34
⑤ オンラインで共有できるツールを活用する ……… 64
⑥ 医療安全を推進するノンテクニカルスキル ……… 69
⑦ 人材育成の例 ……… 100

Chapter

1

大規模病院にはない 中小規模病院の特性 をまるごと活かす

....

▶ 職員間の距離の近さや、多様な人材がいる強み
　等を活かして看護することで、大規模病院以上
　のケアを生み出すことができるという発想の転
　換をしよう。

▶ 中小規模病院でこそ、患者さんの人生に伴走で
　きる看護を実現できる可能性が大きいことを再
　認識しよう。

Chapter 1

1 ▶▶ 大規模病院と比べて組織が簡素であるため職員間の距離が近い

「日常性」に戻れる瞬間が多く存在する
―院内のどこでも挨拶―

　中小規模病院では大規模病院に比べて、院内の至る所で職員同士や患者さん、またご家族とも挨拶し合う光景にたびたび出会います。中小規模病院で働く看護師には見慣れた光景といえるでしょうが、病院での挨拶は、普段とは違う意味合いをもちます。

　病院は、患者さんたちには「非日常性」の空間（看護師はこれを時々忘れていませんか？）であり、病院の玄関を入った途端に得体の知れない不安感で落ち着かなくなります。しかし、その状況を一瞬にして「日常」に戻してくれるのが"挨拶"なのです。病院内における挨拶は緊張の緩和という側面もあり、挨拶がケアにもなり、挨拶された側はその瞬間にふっと我に返り、落ち着かなかった気持ちが少し収まることが多くあります。

　看護師はその「非日常性」のなかで仕事をしており、常に緊張感とともにあります。以前、ある看護師から「ステーション内での申し送りのあと、シーンと静かななか情報収集していると、師長さんが部長室から戻ってきて、おはよう！　って、すごい元気にステーションに入ってくるのよ。あの一瞬で空気が変わる」と聞いたことがあります。

　この師長さんが意図した行動かどうかはわかりませんが、人間は「日常性」においてこそ、周囲の世界とかかわり合い、意味を見出すことができるのですから、病院内の至るところで挨拶し合う組織文化がある中小規模病院は、素晴らしい強みをもっているのです（COLUMN ①、p8 参

照)。そう考えると、中小規模病院でこそ、患者さんの人生に伴走できる素晴らしい看護を実現できる可能性が大きいともいえるでしょう。

中小規模病院の看護管理者は、中小規模病院の特性を活かし、その環境を味方につける（COLUMN ②、p9 参照）という視点から、"挨拶"の意味と強みを意識してマネジメントしてみてはいかがでしょうか。

「日常性」と「非日常性」の間を行ったり来たり

「日常性」とは、私たちが日々経験する当たり前の出来事や状態のことです。具体的には、起床、食事、通勤・通学、睡眠などの毎日繰り返される行為や、常に在る周囲の環境や人間関係などのことです。「日常性」は、ほぼ毎日同じようなパターンで繰り返され、大きく変化しないという安定感があり、自分や自分の周囲の未来のこともある程度予測できるものです。それゆえに「日常性」は、心理的な安定感を私たちにもたらします。

病院では常に「生・老・病・死」が存在し、理性より感情が高まることの多い患者さんや家族の対応に苦慮し、一般社会の日常では起こり得ないことに毎日遭遇します。これが病院の日常であり、「看護師の『日常』」です。しかし、これは一般の人には「非日常性」のものです。つまり、看護師は毎日、自ら生活する「日常性」の空間から「非日常性」の空間へ病院玄関を通過し、行き来しています（ドラえもんの『どこでもドア』の世界ともいえるかも？（笑））。

学部のゼミでこんな会話をしたことがあります。

> 他の大学（看護以外の分野）に行った友達と話が合わなくなって〜。なんか違うんですよね。高校のときは話が合ってたんだけど…。

それ、どういうこと？

 他の大学に行った友達、なんか、ふわふわっていうか？

 （私から見ると、あなたもふわふわしているように見えるけど（笑）と思いながら）そうね、他の医療や看護系以外の大学に行った人は、ターミナル期にある人や病気や障害をもった人を直接見たり、お世話したりしたことはないし、入浴の介助で自分の家族以外の人の肌に触れることなんてないでしょう。家族以外の人生に直接触れることもないし、必死に命を救おうとしている医師や看護師を目の当たりすることもないでしょう。そんな「非日常性の世界」に皆さんも半分入っているから、もう普通の人には戻れないのよね。残念（笑）。

　これを聞いた学生たちの戸惑いの表情が印象的でした。
　また、社会人の院生ともこんな話をしたことがあります。「夫と離婚して、大学院で学んで、先生、私、わかった気がしたんです。私には病

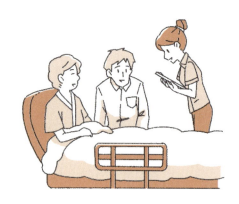

院という非日常性のなかで毎日仕事をしている自覚がなかったなぁって」。

　多くは語りませんでしたが、日常性と非日常性の自覚という話の中で彼女自身、何か腑に落ちたんだなという印象を受けました。でも、日常性と非日常性の間を行き来する経験があったからこそ、あなたは人間として、女性として成長したことを誇りに思ってほしいと、私は密かに思ったのです。

上下関係が緩やかで組織を活性化しやすい

　中小規模病院は組織の規模が小さく、組織の階層構造も複雑ではないことが多く、物理的にも心理的にも職員間の距離が近いという良さがあります。このため、職員間のコミュニケーションは比較的容易であり、部署間や部署内の意見交換がスムーズに行われて、新しいアイデアが生まれやすく、職種や職位を極度に意識することなく、日々の改善点などを提案しやすい雰囲気と場があります。これは大規模病院とは異なる組織文化です。

　「思い込みではなく、思いつき（アイデア）を拾う」は組織を活性化するうえで重要な視点ですが、上下関係が緩やかであればこそ、立場が違う職員同士の意見を聞く機会が多く、大小さまざまなアイデアを耳にし、改善に活かすことができます。

　例えば、異なる部署間の連携として、薬剤部や地域連携部の職員が看護部の看護管理室で毎朝行われる看護部長と師長らの朝の打ち合わせに参加しているところがあります。時には、それぞれの部署の配置人数が少ないために、薬剤部や地域連携部の部長がこの朝の打ち合わせに出席することもあります。ここでは、その当日に外来で化学療法を受ける患者さんの情報や当日を含めた近日中のベッドコントロールの調整等の情

報を、看護部以外の部署とも迅速に共有できます。

　また、時には、薬剤部の欠員が出ていることで、看護部がどこまでカバーできるかを話し合うこともできます。お互いが顔の見える関係のなかで仕事ができるので、緊急事態が生じた際にも迅速に声をかけやすい雰囲気が生まれます。

　このようにコミュニケーションが容易になれば、「これは薬剤部に」「これは栄養部に」「これは事務部に」というアイデアも生まれやすく、それを短期間で行動に移しやすくなります。いわゆる、上下左右ともに小回りの利く組織であることは、中小規模病院のプラスの大きな特性といえます。

　中小規模病院の看護部は、病棟・外来・手術室等の管理をする部署数も多くなく、そのため看護師長会議や看護主任会議は少人数で行われることが多く、自部署以外の状況を共有しやすく、意見交換もしやすいでしょう。おのずと上下関係のコミュニケーションが活発に行われ、緊急時等の協力要請が容易にしやすくなります。年度途中での欠員による部署間の異動にも迅速な対応が可能となることが多いのも、中小規模病院の特性です。

「わきまえる」ことと「尊重する」こと

　上下関係が緩やかでコミュニケーションがスムーズな組織は、一人ひとりが自分の意見を自由に発言でき、活発な情報交換により、創造的（「思いつき」を拾い上げながら）に看護を実現できる可能性が高くなります。しかし、そのためには互いが守らなければならないことがあります。それは、その**組織を構成するすべての人が、それぞれの立場で「わきまえる」ことと、「尊重する」ことのバランスを常に留意しながら協力し合うことです。それがなければ、単に上下関係の緩い締まりのない組織となり、良い看護は提供できなくなります。**

「わきまえる」とは、状況や相手に応じて、自分自身の言動を適切に調整することです。特に、TPO（Time Place Occasion）に合わせた言動は、時代が変化しても円滑なコミュニケーションのための基盤です。コミュニケーションは人間関係のキャッチボールですから、その場のルールを理解したうえで、時間、場所、状況を考慮しながら相手の気持ちを理解し、振る舞うことがなければ、よい組織文化は醸成されません。

「尊重する」ことは、相手の価値観や意見を認め大切にすることです。相手の意見に耳を傾けることです。相手の話を遮らず、最後まで聞くことが基本です。残念ながら、看護師から「うちの師長さんは話を聞いてくれない。もうわかったからって、話を切るんです。全然わかってないのに。もう、やる気なくなるんです」とは、少なからず聞くことが多い声です。看護管理者は聞いているつもりでも、看護師は不満、という構図はよく見聞きすることです。看護管理者が看護師の視点から物事を考えてみることや、看護師の長所や短所を認め尊重することを実践す

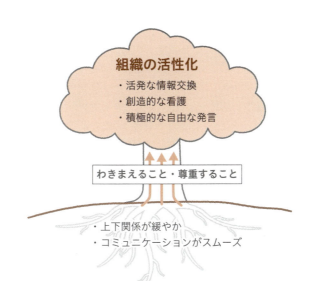

るのは、「言うは易く行うは難し」ですが、より豊かな人間関係を築くために努力することが肝要でしょう。

互いに「わきまえること」と「尊重すること」のバランスが取れる組織にするためには、部署全体や小チームでの定期的なミーティングの機会をつくること、看護師の表情や健康状態を観察し意見や悩みを気軽に相談できる雰囲気をつくること、多様な背景と多様な価値観やスキルをもつ看護師を活用し各個人の強みを活かし成長を促すこと、部署やチーム全体の目標を明確にし全員が共通の目標に向けるようにすることなどを実践することです。さらに、看護管理者自らが「わきまえること」「尊重すること」を実践し、部下のロールモデルとなり、職場環境の改善にも努めることが重要になります。

COLUMN ①　　　　　　　日常性

　哲学者の M. ハイデッガー（M. Heidegger 1889-1976）は、日常性を人間存在の本質的な側面と考えていた。主著に『存在と時間』がある。私が、遠い昔、大学（法政大学）の教養科目で「哲学」を受講した際のテーマで、「世界内存在」と「日常性」という言葉が特に印象に残っている。が、到底理解できない内容で、科目の選択を後悔したほど。ただ、そのときは看護師 2 年目で、患者さんの「生・老・病・死」に日々直面し、私自身が解決できない感情を抱えるなかで、「人間の存在とは何か」「人間にとって時間とは何か」を考えられた貴重な機会だった。看護師として、自分以外の相手（存在者である患者）との関係性のなかで、自分自身の存在の仕方を決めていかざるを得ないということが、看護そのもの！　と感じ取り、「患者にとっての日常性」を強く意識するようになった。

　興味のある人、まだ読んだことのない人は、本を手にとってみてほしい。きっと、ヒントがある。

COLUMN ② 環境を味方につけたケア

建築家、建築学者の外山義（1950-2002）は、雑誌「看護教育」の連載（2001.1～12）中の『「生活空間論」生命のみなもと⑪』において、「環境を味方につけたケア」について建築家の視点から考察している[1]。主に、高齢者施設と地域との生活（物理的建物の落差、言葉の落差、役割の喪失）の落差と、その落差を埋めるために施設の建築を中心に、そこでのケアも論じている。外山氏は後の日本のグループホームの先駆的建築物を創られた方でもある。

氏は、連載の冒頭で「この空間や物から発せられる目には見えない糸、人と住まいとを結び合わせているこの見えない脈絡が見えてくる時、私たちは、人と住まいとの抜き差しならない関係を読みとることができる」と述べ、建築者としての視点からケアや介護をも論じている。他者から何かを「してもらう」ことではない形（つまり、その人を取り巻く環境）で、癒され、力を回復し、あるいは自己を取り戻していくためには、この「環境を味方につけたケア」が不可欠であると述べたうえで、看護教育のなかで、この「環境を味方につける」教育は、されているのであろうか？　という疑問をも提示している。

この連載は、『自宅でない在宅』（医学書院、2003）としてまとめられ、出版されている。

Chapter 1

2 ▸▸ 少ないリソース（資源）を有効に 効率的に活用する

ジェネラリスト・ナースとしての能力向上のために ―柔軟性と対応力（臨機応変）を育てる―

　一般的に少ないリソースで一定の成果を上げるためには、そのリソースの質を上げることやその価値を上げることが必要です。看護の場でも同様ですが、つい質の向上の前に、人員不足の補充にのみ注力しがちです。しかし、中小規模病院だからこそ、人員に限りがあるからこそ、看護師一人ひとりの価値（能力）を上げることが第一義的に重要なポイントですし、少し発想を変えてみれば、多くの中小規模病院では実はそれが可能な環境にあります。つまり看護管理者には、少数精鋭主義でやるという覚悟が必要です。

　中小規模病院では、欠勤者や退職者が出たときなどには他部署と協力して業務を補い合うことがたびたび起こりますが、通常通りの勤務を予定していた看護師には突然の他部署へのリリーフや人事異動はストレスなことです。ともすると、看護師は他部署の欠勤者や退職者の代わりとしてなぜ自分が行かなければならないのか、という不満を口にすることもあります。

　看護管理者にとっては、特定の看護師に依頼することに申し訳なさもあり、かつ当該の看護師が抜けた後の自部署の調整も必要になります。また、頼みやすい看護師に依頼が集中するということも起こりがちです。

　しかし、このような他部署へのリリーフや異動をマイナスにとらえるのではなく、これを看護師一人ひとりが「ジェネラリスト・ナース」であることの自覚とスキルの向上の機会ととらえられるようなシステムと

雰囲気をつくることができれば、**状況は変わる**でしょう。

　日本看護協会はジェネラリストを、「特定の専門あるいは看護分野にかかわらず、どのような人々に対しても経験と継続教育によって習得した多くの看護の知に基づき、その場に応じた知識・技術・能力を発揮できる者をいう」としています[2]。

　約130万人の看護師のほとんどは、ジェネラリスト・ナースとして仕事をしています。しかし、ジェネラリスト・ナースとしての自覚と誇りをもっている人はどのくらいいるでしょうか。看護の現場では少数の「スペシャリスト・ナース」がもてはやされがちです。特に、大規模病院ではその傾向が強いように思います。

　大規模病院では、定期的な人事異動以外の異動は原則行わないのが通常です（コロナ禍は例外でしたが）。しかし、中小規模病院では定期的な人事異動以外のことが往々にして起こります。これをマイナスとしてではなく、「ジェネラリスト・ナース」としてのスキルと自覚を獲得するチャンスとしてシステム化・見える化することで、ジェネラリストである多くの看護師のモチベーションを上げ、看護管理者もストレスを溜めることがないようにしたいものです。

　そのように考えてみると、**従来行われている大規模病院のミニ版のような院内教育研修計画は、中小規模病院には適用しにくい**ということにも気がつくはずです。急な異動やリリーフをする場合には教育のポイントに加算できたり、表彰の対象とするなど工夫し、ジェネラリスト・ナースの育成とリンクさせてはどうでしょうか。

優秀なジェネラリスト・ナースを育成できるのが中小規模病院

　前述したように、ジェネラリストとは、特定の分野に特化せず、幅広い知識やスキルをもち、さまざまな状況に対応できる人のことを指します。さらにジェネラリストは、さまざまなことに興味をもち、新しい知

識を積極的に学び、状況に応じて臨機応変に対応することができ、相手の全体像をとらえて問題解決につなげられる人であり、さまざまな人と円滑にコミュニケーションを取ることができる人です。それゆえ、ジェネラリストを育てるためには、多様な経験ができる機会を与えることや、個人目標を設定して達成に向けてサポートすること、自発的な学習意欲を高めるための環境の提供が必要になります。

　中小規模病院でのリリーフや異動は、ジェネラリスト・ナースとしての能力向上の優れた機会ととらえることができます。突然生じた物事に臨機応変に対応することで、ジェネラリスト・ナースに最も必要な柔軟性と対応力を強化することができます。看護の場においての柔軟性は、臨床の現場で突然起こるさまざまな変化や新しい状況、さまざまな専門職の価値観が交錯する意見を受け入れ、それに合わせて自分の考えや行動を変化させていくのに必要なことです。

　また、対応力とは眼前にある具体的な状況に応じて適切な行動が取れる能力のことであり、状況を分析し問題解決のための最適な方法を見つけ出すことです。ジェネラリスト・ナースがこの柔軟性と対応力を磨き看護の質を向上させるためには、自部署での経験だけではなく、院内の他部署での経験なども必要であり、その環境がある中小規模病院であるからこそ、看護する力の幅を広げることができるのです。

　しかし、大変残念なことにこれがシステム化されていませんし、教育計画にも入れられていません。つまり、ジェネラリスト・ナースの能力向上の機会として見える化されていないので、リリーフや異動を渋る看護師に対して看護管理者は、「自分の病棟だけって固執している。井の中の蛙。もう中堅なんだから院内全体を見てないとだめだよ。いろんなことを知っておくことが大事だから」などと、精神論で鼓舞することになりがちです。一方、言われた看護師側は、「（リリーフに行った部署が）自分たちとは違うようにやっていた。ストレスだった」と不満を

言ったり、「新たな領域を勉強できる機会になってよかった。いろいろな病棟を経験して看護を学べたら今後に活かせそう」とポジティブな感想を述べたりしただけで終わりとなります。

　しかし、看護管理者としてはこれで済ますのではなく、教育計画の一環として組み入れる、あるいはリリーフとして協力した看護師を表彰する等のモチベーションを上げる方策を考える必要があります。

1

大規模病院にはない中小規模病院の
特性をまるごと活かす

Chapter 1

3 ▶▶ 看護師の年齢層が幅広く、中途採用者も多いため多様な価値観が交錯する

多様な人材を活かす
―人材の確保と定着（離職率の低下）を促進する―

　中小規模病院では 20 代から 70 歳に近い看護師（最近はそれ以上の看護師がいることもあります）が勤務していることが珍しくありません。また、中途採用者が多く、大規模病院での経験やクリニックでの経験、介護関連施設での経験を有している人もいます。家庭に戻っていた期間が長い復職者や、新卒者でも、社会人経験の後に資格を取った 40 代の人等もいます。新卒後すぐに入職する人がほとんどの大規模病院の看護職構成とは違い、年齢も経験も実にさまざまです。

　さらに、大規模病院に比べて既婚者が多く、育児や介護をしながら勤務している人もいます。看護専門職業人と生活者個人としてのバランスを取りながら仕事をしている人が多いのです。このため、日々多様な価値観が交錯したなかで看護が実践され、看護管理者はそれをうまくまとめながら目標達成に向けて努力しているというのが現実でしょう。

　そのため、中小規模病院の看護管理者は多様な人材の一人ひとりの生活背景までを十分に把握したうえで、一人ひとりがその能力を存分に発揮できるように勤務環境を整えることが第一義的に重要です。すなわち、**看護管理者は一人ひとりの勤務体制を工夫したり、役割分担の仕方に配慮しながらバラバラな素材をうまく組み合わせて、まるで一つの絵にするような高度なスキルが必要です**。生活者の視点を多くもつ看護師がいることを大きな強みとしてとらえて、一人ひとりの長所と強みを見出せるかどうかがカギになります。言うまでもなく、看護はさまざまな

状況にある人々を対象にするのですから、この生活者としての経験は看護をするうえでの強力な強みとなります。

　看護師は、看護基礎教育のときから「問題点の抽出」というトレーニングを受けているので、問題点を見つけることには長けていますが、他人の長所や強みを見出すのが不得意な傾向にある人が多いといわれることがあります。この真偽のほどはわかりませんが、相手の長所や強みを見出すには、粘り強い対話と観察が必要になります。

　その際にヒントになるのは、「インクルージョン」という考え方です。インクルージョンとは、簡単に言うと誰もが歓迎され尊重されていると感じられることです。これは心理的安全性にもつながります。そのような環境であれば、それぞれの人が自分の強みを発揮しやすくなります。大規模病院とは異なる一人ひとりの背景や能力を見極め、「平等」にというよりは、「公平」に勤務調整（私生活の状況にも配慮した）をしていくことが、離職防止にもつながります。「平等」と「公平」をよく理解しないまま管理をしていないでしょうか。

誰もが尊重されていると感じられるように

　中途採用者のなかには、超過勤務の多い大規模病院の職場から、超過勤務の少ない病院で自分の生活を優先したいと転職してきた人、クリニックや介護保険関連施設ではなくてもう少し看護の手応えが欲しいと転職してきた人、育児や介護がひと段落して再挑戦したいと考えてきた人などがいます。そのような看護師のなかには、「忙しいのに、自分だけ先に帰って申し訳ない」「自分の能力からしたらもう少し重症の人ももてるけど、時短だからもたせてもらえなくてモチベーションが下がる」といった不全感をもちながら仕事復帰している時短勤務の看護師や、「年齢が高くて動きが機敏でないから、皆に迷惑をかけているのが申し訳ない」と年齢を気にしながら仕事をしている人もいます。

一方で、「育休明けやパートの人は責任感がなさすぎる」と不満を漏らす若手の看護師や、「パートさんだから」と見下げたような言い方をする看護師や看護管理者もいたりします。中小規模病院だからこそ、働く動機も目的もさまざまなことをお互いが知り、認め合うことができる機会があれば、職場の雰囲気も変わるでしょう。

　看護管理者は、多様な価値観が交錯する中小規模病院だからこそ、お互いが「あっ、そんなこと考えてたんだね」とか、「そんなふう（ネガティブ）に思っていたんだね」と相互理解ができるような機会をつくることが必要でしょう。

　さらに他方では、「Aさんの家族対応はすごい！　私も先輩のようなあんな看護師に将来なりたい」と年配の看護師をみながら自分の将来像を描く看護師もいます。しかし、それを言葉にすることや場は少ないのではないでしょうか。看護管理者は、「新人の◎◎さん、あなたのことが憧れなんだって！　すごいじゃない」「先日退院した患者さん、あなたのことをすごく配慮の行き届いている看護師さんだって感謝してましたよ」などと、プラスのフィードバックを少し事実を盛ってでも相手に返してほしいものです。

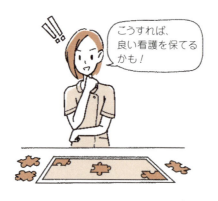

でも、これは、日々看護師をよく見ていない看護管理者にはできないかもしれません。**看護管理者は、どの人をどう組み合わせると問題が起きないかではなく、どう組み合わせると最大の力を生み出せるのかを常に考えることが重要です。**さまざまなバックグラウンドをもつ看護師の意見を取り入れる仕組みを検討し、すべての看護師（正規職員、非常勤職員と区別せず）にスキルアップやキャリアアップの機会をつくることが、結果として離職者防止にもつながるのではないでしょうか。

1
大規模病院にはない中小規模病院の特性をまるごと活かす

Chapter 1

4 ▶▶ 看護ケアの質の良し悪しが病院経営に大きく影響する

地域密着と評判が来院者の増減に影響する

　持続可能な地域医療と安定した病院経営の実現には、地域（地元）との連携が不可欠であることは看護管理者であれば誰もが理解していることです。特に、外来部門（地域連携室等も含む）の看護管理者は、住民のニーズに合致した医療サービスの提供をしているか（安心して選ばれる病院になっているか）、また、経営の観点から看護師の離職防止を考慮した働きがいがある職場になっているかどうか、常に注意を払っていることでしょう。

　さらに、外来部門の看護師も、地域で療養生活を送る人とその家族からのニーズに日々個別に対応しながら、医療サービスが破綻しないように調整し看護を提供しています。具体的には、患者さん・家族への対応、医師への対応、検査部門への対応、事務部門への対応、地域連携室への対応、病棟看護師への対応等々を通じて、質の高い医療サービスとなるように調整をしています。

　「外来は書類の受け渡しと医師の補助で看護がない」と聞くことがあります。本当にそうでしょうか。凛とした様子で優しく声をかけてくれる看護師がいるだけで、患者さんは安心します。その存在だけでも「看護」になっているのです。外来部門では、保健師助産師看護師法の「療養上の世話」よりも「診療の補助」が主体にはなりますが、ナイチンゲールの「看護とは、生命の消耗を最小にするために**あらゆる環境を整える**ことである」＝患者さんが安心して安全に診療が受けられるよう**外**

来での診療の環境を整えること（その１つとして、書類の受け渡しや医師の治療の補助等も入るという理解）であるということを自覚できていれば、このような発言で自己効力感を下げることはないでしょう。患者さんが安全に安楽に診療（診察・診断・治療という一連の流れに沿って行われること）が受けられるように調整していることを看護師が自覚し、誇りをもって仕事をすることが大事です（COLUMN ③、p21 参照）。

　また、地域の生活者でもある看護管理者は、地域ニーズも把握しやすく、地域住民に向けた健康教室や講演会の企画およびホームページ等による情報発信を、他部門と率先して協力していくことができます。さらに、病院周辺の開業医や地域の基幹病院を含めた地域医療機関との連携、災害時の医療体制の整備や地域包括ケアシステムの構築等の行政機関との連携を実践するだけでなく、病院経営会議へフィードバックしていくことも必要です。小回りの利く組織であるからこそ、得られた情報に迅速に対応し貢献することが可能になります。

あの看護師さんたちがいる病院だから

　地域とともにあると考えている中小規模病院では、地域住民との交流のために健康相談や健康チェック、健康に関する講演会などを１日や半日規模で開く「健康フェア」や、病院の施設見学会やボランティア活動、地域住民との懇談会などの「ふれあいイベント」、医師やその他の職員による地域住民向けの講演会などを年間行事として組み込んでいることも多くあるでしょう。

　これは、地域住民の健康意識の向上や健康行動の促進に関係しますが、それだけではなく、地域住民との信頼関係構築と病院の認知度向上にもつながります。このような機会に、通院中の患者さんや退院した患者さんやそのご家族の方とお会いして、お礼を言われることもあるでしょう。

また、今後、この病院を受診するかもしれないと様子を見に来る人もいます。特に、**今後病院を利用するかもしれないと考えている人は施設設備も見ますが、それ以上に職員の接遇態度を観察しています。**「あの看護師さんたちがいる病院だから安心」と言われるようにしたいものです。

　ただ、地域密着であるほど、看護師がご近所の知り合いということも多いのが現状です。看護師には守秘義務があります。病院内で知り得た情報は、絶対に外で話をしてはいけません。これは、自分の家族に対しても同様です。家族にうっかり話をして、近所の居酒屋でその人のことが話題になり、あなたの家族が話してしまったなどということがないように注意する必要があります。「あの看護師さんたちがいるから不安」と言われないようにしなければなりません。

　また、地域密着の病院では、地域の開業医との関係も重要です。これには、医師同士の関係はもちろんですが、地域連携室等の看護師や医療ソーシャルワーカー、事務職員との日頃の関係も重要なものとなります。日頃からの丁寧な対応で信頼関係を構築していきましょう。

　さらには、訪問看護ステーションや介護関連施設との連携も重要です。看護サマリーの書き方一つで、病院の看護の質が判断されます。訪問看護ステーションの看護師から、病院の看護師のサマリーは誤字脱字が多く、有効な情報が少ないと聞くこともあり、残念な気持ちになることがあります。看護管理者は、必ず目を通してチェックしましょう。

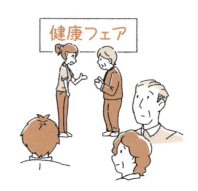

| COLUMN ③ | 改めて「診療の補助」にプライドを |

　保健師助産師看護師法の第5条には【看護師の定義】として、「この法律において「看護師」とは、厚生労働大臣の免許を受けて、傷病者若しくはじよく婦に対する療養上の世話又は診療の補助を行うことを業とする者をいう」と定められている。

　また、この「診療の補助」について、日本看護協会のガイドライン[3]には、「対象者の全身状態を総合的に把握した上で、安全に、傷病者若しくはじよく婦に対する療養上の世話（以下、「療養上の世話」と記載）及び診療の補助を実施する責任がある。対象者の全身状態を観察し、変化や反応をとらえながら、必要な場合には、ケアの途中でも自らの判断で方法等を変更・中止[*]し、対象者にとって最も負担が少なく、最良の看護を提供する。（[*]診療の補助については医師に報告・相談し、改めて指示を受ける）」と記載されている。

　さらに、日本看護科学学会の用語集[4]において「診療の補助」は、「医師または歯科医師が患者を診察・治療する際に看護師・准看護師が行う補助行為であり、診療に伴う苦痛緩和、症状出現の予測、状態変化への対応なども含む」と定義されている。

　認定看護師や専門看護師、そして特定行為看護師が増えるにつれて、保健師助産師看護師法に記載されている「診療の補助」のイメージが極端に一部の医療行為の近くまで膨らんでいる感じがするが、日本看護科学学会が示しているように、診療に伴う苦痛の緩和、症状の出現の予測、状態変化への対応は、患者さんが安全かつ効果的に診断（検査を含む）・治療を受けることができるように行う、F・ナイチンゲールが言う「すべての環境を整えること」に通じる看護行為であり、それこそがすべてのジェネラリスト・ナースが行うものである。改めて、「診療の補助」にプライドをもって、看護したい。

引用文献

1) 外山義：「生活空間論」生命のみなもと⑪エピローグ．看護教育，42（12），1056-1059，2001.
2) 公益社団法人日本看護協会：改訂版　看護にかかわる主要な用語の解説．p20・21，公益社団法人日本看護協会，2023.
3) 公益社団法人日本看護協会：2021年度改訂版　看護チームにおける看護師・准看護師及び看護補助者の業務のあり方に関するガイドライン及び活用ガイド．p15，公益社団法人日本看護協会，2021.
4) 日本看護科学学会 看護学学術用語検討委員会：JANSpedia ―看護学を構成する重要な用語集―，診療の補助．https://scientific-nursing-terminology.org/terms/nurses-role-in-helping-examination-and-treatment/（2025年2月6日閲覧）

Chapter

2

多職種を巻き込む
交渉力を高める

▶ コンフリクト（対立・衝突）を恐れずに、交渉
力を高め、多職種とも良好な協力関係を構築
し、病院全体の連携を強化なものにしよう。

▶ ラインに基づいた行動を常に留意すると同時
に、タスク・シフト／シェアしながら、多職種
との協働を進めよう。

Chapter 2

1 ▸▸ 交渉力とは

相手への「共感力」と「コミュ力」をもって、
Win-Win の関係を目指す

　交渉力とは、立場や役割、利害関係の異なる人に対し、「お互いが納得できるゴール」を目指して話し合う能力のことです。交渉は関係した全員が利益を得られるような Win-Win の関係を目指すものであり、こちらの意見を一方的に押し付けて相手を説得することが目的ではなく、双方が納得できる結論にもっていくことが目的です。でも、ついつい説得しなくてはと思い込むものです。

　看護管理者は年度の部署目標を達成させるために、どの交渉相手（上司、他部署、業者等）に、いつ、どのような話をもっていくのか、常にチャンスを逃さないよう準備しておきましょう（チャンスは準備している人に微笑みかける、って言葉がありますよね）。そのチャンスが来たときに即座に対応できるように、日頃から準備をしておくことです。

　例えば、病棟に e-learning 教材を導入して院内教育を計画したいときには、これまでの院外の研修会等の参加状況（出張回数、参加費用、交通費など）と、導入の目的と効果を比較した資料を作成し、交渉の筋道を組み立てておくことが重要です。導入することで、看護部だけでなく病院側にもメリットがあることを、データを用いて提示することが大事です。他病院でも導入しているから等を理由にあげて感情的な物言いで交渉しても、失敗に終わります。さらに、交渉の際には、自分の伝えたいことや譲歩の許容ラインを明確にして、メモを用意しておくとよいでしょう。「まったく、うちの上層部はわかっていないんだから」などと

いった感情的な、情緒的な交渉はしないことです。

　交渉のタイミングも大事です。交渉相手の気分の良いときや、相手に時間的な余裕がありそうな状況などを見計らう必要があります。**交渉のチャンスはいつ訪れるかわかりませんので、必要なデータは常に準備しておくことです。加えて、相手のパーソナリティについても事前に把握しておきましょう。**

　実際の交渉の際には、相手の話をよく聞き、相手の立場、相手の関心、相手の特徴をよくとらえながら話を聞くことが大切です。相手の状況やその言動の意図を理解し、誠実な態度で接することが大事ですし、筋道立てて、わかりやすく簡潔に説明しましょう。

　そして、合意できた際には、後になって「そんなこと言った？」ということがないように、必ず記録に残します。そして最後に、相手の協力に感謝の気持ちを伝えることを忘れないようにしましょう。双方ともに、「いい感じ」で終わることを大事にしましょう。

交渉がうまくいくとモチベーションが上がる

　自分は交渉が苦手と思っている看護管理者は案外多いのではないでしょうか。しかし、看護管理者が仕事をしている場は、毎日交渉の連続ですよね。意識していないかもしれませんが、看護管理者は日々さまざまな相手とコミュニケーションをとりながら、さまざまなレベルの交渉をしています。例えば、看護師とは急なシフト変更の交渉、事務とは予算交渉、医師とは患者さんの退院に関する交渉等々があります。多職種・多人数が協働する臨床の場で、交渉のない日なんてないでしょう。こう考えると、交渉のハードルが少し低くなりませんか。

　ただ、後悔しない交渉にしなければ、自分自身のモチベーションは下がります。そのためにはまず、「自分は交渉は苦手」と思い込まないことです。「思い込みは捨てて、思いつきを拾う」という考え方で行動し

ましょう。

　そして次に、現実的な達成目標（何をゲットしたいかを自分のなかで明確にする）を決めることと、達成日時（締め切りとか）を決めます。交渉内容をどこまで実現できればよいか、最低でもここまでなら退いてもよいかもという点まで決めておき、可能ならこのくらいまで相手にOKしてもらえればラッキー、と思えるポイントを決めておくといいでしょう。

　さらに、相手の人柄（パーソナリティ）や機嫌等、交渉相手に関する情報収集をしておくことも重要です。もちろん、交渉の場面では、相手へ気遣いを示しながら相手の人柄を見極め、相手の特性に合わせたコミュニケーションをとるようにしましょう。「クールに冷静に」ということを心がけましょう。

　そもそも交渉は、お互いの求める利益や主張が違うところからスタートすることが多いものです。**こちらも交渉は苦手と思ってるかもしれませんが、相手も警戒心をもって臨んでくるものととらえましょう。そう**

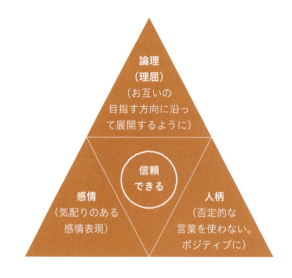

すると少しこちらに余裕が生まれます。その警戒心を解いて信頼を得ていかなければ交渉は始まりません。人を動かすには「論理（理屈）」「感情（気配り）」「人柄（明るさ・誠実さ）」の３つが必要であるとはよくいわれることです。そして、この中核にあるのは「信頼」です。特に第一印象は、相手が「この人は信頼できるか、できないか」を無意識に判断する大きな要因となります。

　私たち看護師は、患者さんのため、家族のためという目標を外さなければ、交渉事に臆することはないように思います。

Chapter 2

2 ▶▶ コンフリクト（対立・衝突）は常に生じるものと心得る

> 自部署の問題点を明確にしたり、創造性を高めたり、
> 関係性を深めるためのチャンスととらえる

　コンフリクトとは、仕事で異なる意見や対立、衝突が起こり、緊張状態が生じることです。チームで一緒に何かをしようとすれば、さまざまな場面でコンフリクトは起こり得ます。大なり小なり、意見の対立や衝突が起こらない組織はないと心得ましょう。人間の組織ですから、もめごとが起きないほうが不思議！　ととらえるようにするとよいと思います。こう考えると心が少し軽くなりませんか。

　さらに、この**コンフリクトを、自部署の問題点を明確にしたり、創造性を高めたり、関係性を深めるためのチャンスととらえて対応したいものです**。看護管理者は、くれぐれも感情的な反応を見せないことです（心のなかでカッカしていても）。特に、**異なる職種間で提案や意見を交わす際には、白黒で対立させないことが肝心です**。

　では、部署内でコンフリクトはどのようなときに起こりやすいでしょうか。経験豊かな看護管理者であればなんとなく思い当たることがあると思います。カンファレンスが開かれなくなり意思疎通がうまくいかなくなった、インシデントレポートが増えてきた、病欠者や退職者が出てきた、部署内でいくつかのグループができ、病棟の雰囲気がとげとげして悪くなっているときなどに起こりやすいのではないでしょうか。

　対立している者同士が特定されている場合は、当事者同士で話し合い、解決の方向性を見出してもらうために徹底的に話し合ってもらう、という方法が有効なことがあります。その結果、同じ事柄についての解

釈の違い（それぞれの価値観の違いに基づいた）やコミュニケーション不足に気づき、合意形成を得られることがあります。その際に注意することは、看護管理者が第三者として立ち会うか他の人が立ち会うか（あるいは立ち会わないことも）の確認を得て入り、「あくまでも立ち合いであって、協議内容には立ち入らないこと」がポイントです。どちらかの味方になっているとみられると、収拾がつかなくなることがほとんどです。つまり、看護管理者が一方の味方であると認識した人は、よりいっそう自己の正当性を強調するあまり、感情的になってしまうことが多々あるからです。また、1回で合意形成に至らないときには、何回か時間をおいて行うことも必要でしょう。

対立や衝突が頻発すると、情報が正確には伝達されないし、歪められることもあり、さらに対立や衝突が起こるということになります。それが続くと仕事に嫌気がさし、仕事へのモチベーションも下がり、結果として離職者を出すことにもつながります。ただし、組織のなかの人間関係は仲良くすればすべてがうまくいくような単純なものではないことは言うまでもありません。

コンフリクトのない組織はない

繰り返しになりますが、コンフリクトのない組織はありませんし、違った視点から見ると、中小規模病院は多様性や多義性のある組織だからこそコンフリクトも生じやすいといえます。コンフリクトな状況になったときには、「どう対処するか」という思考になる前に、「意見や対立はあって当然」と心のなかでつぶやき、一呼吸しましょう。そうすると、少し自分自身が冷静になれます。その後に、どう対処するかをクールな頭で考えましょう。

ある朝、看護管理者が「もうー！　Ａさんに C 病棟で欠員が出たのでリリーフに行ってって頼んだら、えっ、なんで私なんですか！　この

間も私でしたよ。今度はBさんが行けばいいんじゃないですか！」と言われたと、朝の出来事を主任に感情的な口調で話している場面に出くわしたことがあります。結果的にはBさんがリリーフに行ったそうです。

　看護管理者はAさんのその物言いに対して感情的に反応する前に、この状況に対して一呼吸して、看護管理者としてAさんをなぜリリーフとして選んだのかを伝えて、そのうえでAさんの考えを聞いてみるということができていたら、このような衝突は起こらなかったかもしれません。

　また、先にも書きましたが、リリーフを教育システムの1つとして組み込んでいたらこのようなことは起きないでしょう。**コンフリクトが起こったときは、組織の何かを変えるチャンスと考え直してみると、看護管理者のモチベーションも下がらないのではないでしょうか。**

　このようにコンフリクトは、上手にマネジメントすることで組織の活性化や革新にもつながるものにもなります。つまり、衝突することで多様な意見を引き出すことができます。潜在的にあった問題点を引き出し、改善策を考える機会となりますし、建設的な対話の仕方を学ぶことにもなります。相手に伝わるようなコミュニケーション力を磨く機会にもなります。ただ、そのためには、常に、チームの目標を共有し、それを実現するにはどうするのかを考える組織になっていることが前提になります。そのことがないと、組織がバラバラとなり、離職者の多い組織になっていきます。

Chapter 2

3 ▶▶ ライン組織を意識した行動を心がける

看護師は人数が多いがゆえ、院内の情報を いち早くキャッチすることが可能になる

　ライン組織は単的に表現すると、上部から下部へ指示命令系統がつながっている組織構造であり、職務、権限、責任が階層化されています。

　病院では、理事長または病院長をトップに、各部門の部長から各部署の責任者、そして一番下のスタッフまで階層的に配置されています。また多くの病院は、看護部、診療部、検査部、薬剤部、栄養部等の部門で構成されており、各部門に部長、課長、係長相当の役職が置かれたライン組織となっています。病院の多くの主たる部門は専門職種別（医師、看護師、薬剤師、PT、OT など）になっており、法律に基づいた資格ごとに業務範囲が定められている人たちで構成されています。つまり、病院組織を構成する部門の多くは、資格ごとの機能別構成を基本とするライン組織でもあります。

　看護部であれば、その構成は看護師、准看護師、看護助手が主な構成員であり、看護部長から各部署の看護師長、さらにその下位の副師長や主任、そして看護師へと指揮命令系統があります。

　同時に、看護師は治療に関しては医師の指示を直接受けて密接に連携を取りながら仕事をしています。ここにも、指示・実行・報告というラインがあります。

　さらに、看護管理者や看護師は病院内での委員会や、NST チーム、褥瘡対策チームなどでメンバーやリーダーとして仕事をしており、常に複数の指示命令系統に属するというマトリックス組織にも属しています

（つまり、報告先あるいは指示先が常に 3 つとか 4 つとかになります）。それぞれに指示命令系統が存在し、複数の異なる部門に属する職種とチームを組んで常にディスカッションする機会があり、異なる部門の職種メンバーと協働しながら目標達成のために活動しています。

　看護部以外の院内委員会や NST などのチームによる活動は「組織内の小さな歯車」として、看護部などの各部門は「組織内の中くらいの歯車」として、それぞれが目標達成に向けて PDCA を回すことで、大きな歯車としての病院全体を動かし組織全体で質の良い医療サービスを提供しています。看護師は病院内では最も人数が多い専門職ですから、院内の委員会等の活動に看護管理者や看護師が必ずといっていいほどメンバーとして入っています。それゆえ、院内の情報をいち早くキャッチすることが可能です。このことを十分に認識して看護部としてのラインに基づく動き（報告・連絡・相談（報連相））をすることで、多職種との連携をスムーズにすると同時に、看護部の活動に多職種を巻き込むことを可能にします。

ラインに基づいた動きにするために、歯車をどう回すのか？

　看護管理者の皆さんは、新入職者（新卒、中途採用者、常勤・非常勤を含めて）オリエンテーションにおいて、組織運営・組織管理について説明をしているでしょうか。病院の組織図だけをポンと渡していないでしょうか。ある院生（病院の師長）から、説明はおろか組織図すら渡していないと聞いて驚いたことがあります。また、大学院の看護管理学の授業の際にそれぞれの病院の組織図を持ってきて説明するように伝えたところ、「そんなのあるかなぁ？」と看護管理者でもある院生が答えたときには、暗澹たる思いになりました。

　看護管理者として、看護部のライン組織のなかで個々の看護師に、どのように「報連相」するのかという道筋は明確に具体的に示しましょう

（図に示すことも考えましょう）。また、委員会等の小集団組織のメンバーになったときには、その小集団組織内での位置づけと行動（小集団内での報連相と同時に、看護部の一員として報連相の道筋）についても具体的に説明しましょう。そうすれば、いつでも、看護部には病院内での最新の情報が迅速に集約されることになります。看護管理の基本は「ヒト・モノ・カネ・情報」ですから、なんとなく聞いた情報ではなく、正確な情報を把握することと伝えることの重要性を常に看護管理者はもちろんのこと、看護師にも十分理解してもらうことが重要です。十分な説明もせずに入職したばかりのベテラン看護師から報告がないことで感情的になったりすることは避けましょう。

　看護部としてのライン機能が効率的・効果的に動くためには、それぞれの部署でできるだけ多くの看護師が参加して年度ごとにSWOT分析をし、目標を設定し、PDCAを回しながら仕事を進めることが肝要です。病院によっては、看護部長にSWOT分析表を提出するために看護師長だけで作成して提出しているところもあるそうです。SWOT分析は、そのフレームワークを用いて、各要素について皆で考え検討することで、目標の共有をすることができます（COLUMN ④、p34 参照）。病棟全体で共有しないと意味がないのは言うまでもありません。

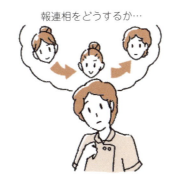
報連相をどうするか…

COLUMN ④ SWOT 分析をして、自部署の PDCA （Plan Do Check Action）を有効活用する

　SWOT 分析とは、自組織の現状を把握して今後の事業計画を立案するための 1 つの手法である。分析のフレームワークは、Strength（自組織の強みと考えられる点）、Weakness（他の組織と比較しての弱みと考えられる点）、Opportunity（外部環境の変化によって自組織が有利になる可能性）、Threat（外部環境の変化によって自組織が不利になる可能性）の 4 方向である。看護管理者研修等でもよく活用されているので、ご存知の方や実際に病院で活用されているところも多い。しかし、これを自部署の看護管理に実質的に活用し、運営している看護管理者は案外少ない。看護管理者自身が、あるいは主任やリーダーが SWOT 分析の書式に書き込み、提出して終わりとなっていると聞くことが多い。

　もちろん、看護管理者は書式に書き込むことで自部署の状況を把握し目標を設定することができるが、それを提出して終わりではもったいない。**SWOT 分析を部署全員で行い、自部署の課題を皆で共有できる仕組みをつくることが重要である**。例えば、病棟会議を開く前に看護師全員に 4 つの側面から思いつく限り紙に書き出してもらい、病棟に設置した箱に入れてもらう（無記名がよい）。全員が提出後に、師長か主任が整理したものを病棟会議で討議して現在の状況を共有し、病棟の目標を設定する形にする。病棟会議等で意見交換することで、お互いに共通認識できる機会となるばかりでなく、それぞれが気づかない点を確認できる場となり、自部署の目指す方向が、参加しているメンバーにイメージできる。

　このように、SWOT 分析をする際には、できるだけ部署の全員が参加できる仕組みを考え、その結果をもとに、自部署の目標を立案（Plan）、有効に実行（Do）し、行動の評価（Check）をしながら修正、そして改善（Action）実行することで、自部署全体の動きをその部署の全員がよく理解することが可能になる。

Chapter 2

4 ▶▶ タスク・シフト／シェア
─看護業務を他職種に移管すること、または他職種と共同化すること─

> 他職種と共通理解・認識をもったうえで進めないと、
> 負荷がかかり離職につながりかねない

　2010年3月の「チーム医療の推進に関する検討会」報告書には、看護師の役割拡大のために「包括的指示」の積極的活用や看護師の実施可能な行為の拡大・明確化について検討され、特定看護師（仮称）の導入も提言されました。その後、「チーム医療推進会議」およびその下部組織の「チーム医療推進のための看護業務検討ワーキングチーム」で具体的内容が検討され、2011〜2012年にかけて特定行為を実施する看護師の業務に関する試行事業が実施されました。2013年には「特定行為にかかる研修制度（案）」が取りまとめられ、2014年に保健師助産師看護師法の一部改正を含む「地域における医療及び介護の総合的な確保を推進するための関係法律の整備等に関する法律」が成立し、特定行為研修制度における手順書活用事業が実施されました。2015年からは研修制度が開始されましたが、特定行為研修を修了した看護師は6875名（2023年3月現在）となっており、約130万人の看護師のうち、0.5%程度となっています。

　2017年には「医師の働き方改革に関する検討会」において、医療従事者の合意形成のもとでの業務の移管や共同化（タスク・シフティング、タスク・シェアリング）が提案されました。ここでは、タスク・シフト／シェアは、医療安全の確保と現行の各専門職の資格法の職種ごとの専門性を前提としたうえで、医師の労働時間短縮を進めていく具体的方向性の1つとされています。

これらを背景に、2022 年 6 月に日本看護協会から、「看護の専門性の発揮に資するタスク・シフト／シェアに関するガイドライン及び活用ガイド」が示されました。これは看護管理者には必ず熟読してほしいガイドラインです。このガイドラインは「医師の働き方改革が進められる中でも、看護師のさらなる専門性の発揮により、国民に必要な医療が安全かつより一層タイムリーに提供されるよう、看護の専門性の発揮に資するタスク・シフト／シェアの取り組みを進める上で重要となる基本的な考えを示す」[1] ことを目的としたものです。

　タスク・シフト／シェアについては、これまでの検討会報告等を踏まえて、「従来、ある職種が担っていた業務を他職種に移管すること又は他職種と共同すること」と定義し、タスク（業務）を他職種にシフト（移管）するか、多職種とシェア（共同化）するかによって各職種の責任範囲や業務実施体制は大きく異なるため、実施については十分な検討が必要であるとしています。

　さらに、このガイドラインでは、法令等で定める看護師の業務範囲や医師の指示を理解したうえで、看護師の専門性のさらなる発揮に向けて裁量（包括的指示やプロトコールなど）を活用すること、そしてその活用のために必要な研修等の教育を保証したうえで、タスク・シフト／シェアを進めることが重要であるとしています。これは、ジェネラリスト・ナースの能力開発のためにも重要な観点を与えてくれます。加えて、医師以外の関係職種と看護師とのタスク・シフト／シェアに関しては、他職種の業務範囲等を理解・共有し、看護師がその専門性を要する業務に専念できる環境づくりを進める必要性についても述べられています。

　医師が行っていた行為や業務を単に看護師や他職種にシフトしても、病院全体としての業務量は変わらないので、業務の見直しやシステムの変更、ICT 機器の導入などの業務全体の縮減がなければ、移管された他

職種の負担増や新たな人材が必要になります。さらには、業務の移管に伴い研修等の教育も必要になります。

　看護管理者としてタスク・シフト／シェアを進めるためには、いかに看護師のモチベーションを高められるか、あるいは現状の危機感を共有できるかといった課題や、移管のための新たな知識や技術を身につける機会・方法をどうするか、そのための人員や研修に出す資金があるかどうかなどの検討が必要になります。その際、看護部だけで検討するのではなく、病院全体で検討することが必要です。

　看護部は日頃から、病院内で最も人数が多い職種ということで、実はすでにさまざまな院内の業務を引き受けているのではないでしょうか。それに加えて、認知症やフレイル状態の高齢者の入院が増えており、転倒予防や要介護状態への生活支援は年々増えています。在院日数の短縮によって、入退院に伴う業務も増えています。看護師が担う仕事量は増える一方となっています。

　今一度、これまでの厚生労働省の会議の内容や日本看護協会から出されている情報等をよく理解して、そのうえで**全体の院内の会議で看護部の業務を整理し見える化して、医師を含む他職種と共通理解・認識をもったうえでタスク・シフト／シェアを進めないと、看護業務が多忙で人手不足なところにさらに負荷がかかり、看護師のモチベーションを下げることになり、それが離職にもつながることになりますので、根拠をもった調整に臨むことが非常に大事**になります。

医師の指示：具体的指示と包括的指示

　医師の指示について整理してみましょう。医師の指示には具体的指示、包括的指示があり、看護の現場ではこれらの指示に基づいて日々看護を行っているはずです。

　具体的指示とは、言うまでもなく医師の指示を受けた者が医行為を実

施する際に伴うさまざまな判断（実施の適否や実施方法等）について、看護師が裁量的に行う必要がないよう、できるだけ詳細な内容で出される指示のことです[2]。ここには原則、看護師の判断はなく、指示に基づいて実施されるものになります。

　包括的指示は、指示を受けた者が患者さんの状態に応じて柔軟に対応できるよう、医師が患者さんの病態の変化を予測し、その範囲内で指示を受けた者が実施すべき行為を一括した指示のことです[2]。例えば、血圧測定値や血糖測定値によって安静度や薬剤を変更するようにあらかじめ指示が出されているものを指しています。

　このように、**包括的指示の活用は、特定行為看護師だけでなく、ジェネラリスト・ナースが包括的指示を受けて看護行為を行うことをさらに推進することで、タスク・シフト／シェアを機能させることができるでしょう。**

　プロトコールとは、医師と関係職種において事前に予測可能な範囲で対応の手順をまとめ合意されたもの[2]であり、包括的指示の形態の１つです。これには看護師が使用する「クリニカルパス」や特定行為看護師の包括的指示形態である「手順書」が含まれます。クリニカルパスはあらかじめ院内のパス委員会等で医師と看護師で協議してつくられる包括的指示であり、この数が多いほど業務を効率的に行うことができますし、タスク・シフト／シェアについても明確になります。

　「看護の専門性の発揮に資するタスク・シフト／シェアに関するガイドライン及び活用ガイド」には、医療関連職の法令改正により新たに認められた業務、職種にかかわらず、タスク・シフト／シェアを進めることが可能な業務、特定行為等について具体的な記載があるので、看護管理者にはぜひ読んで理解を深め、多職種を巻き込んだ業務改善を実行してほしいものです。

〈職種にかかわらず、タスク・シフト／シェアを進めることが可能な業務〉

①診療録等の代行入力（電子カルテへの医療記録の代行入力、臨床写真など画像の取り込み、カンファレンス記録や回診記録の記載、手術記録の記載、各種サマリーの修正、各種検査オーダーの代行入力）

②各種書類の記載（医師が最終的に確認または署名（電子署名を含む。）することを条件に、損保会社等に提出する診断書、介護保険主治医意見書等の書類、紹介状の返書、診療報酬等の算定に係る書類等を記載する業務）

③医師が診察をする前に、医療機関の定めた定型の問診票等を用いて、診察する医師以外の者が患者の病歴や症状などを聴取する業務

④日常的に行われる検査に関する定型的な説明、同意書の受領（日常的に行われる検査について、医療機関の定めた定型的な説明を行う、又は説明の動画を閲覧してもらった上で、患者又はその家族から検査への同意書を受領）

⑤入院時のオリエンテーション（医師等から入院に関する医学的な説明を受けた後の患者又はその家族等に対し、療養上の規則等の入院時の案内を行い、入院誓約書等の同意書を受領）

⑥院内での患者移送・誘導

⑦症例実績や各種臨床データの整理、研究申請書の準備、カンファレンスの準備、医師の当直表の作成等の業務

出典：厚労省医政局長通知「現行制度の下で実施可能な範囲におけるタスク・シフト／シェアの推進について」医政発 0930 第 16 号・令和 3 年 9 月 30 日

公益社団法人日本看護協会：看護の専門性の発揮に資するタスク・シフト／シェアに関するガイドライン及び活用ガイド．p30，公益社団法人日本看護協会，2022．

■看護師に関する事項を抜粋

②事前に取り決めたプロトコール※に基づく薬剤の投与、採血・検査の実施

　看護師は、診療の補助として医行為を行う場合、医師の指示の下に行う必要があるが、実施するに当たって高度かつ専門的な知識及び技能までは要しない薬剤の投与、採血・検査については、特定行為研修を修了した看護師に限らず、医師が包括的指示（看護師が患者の状態に応じて柔軟に対応できるよう、医師が、患者の病態の変化を予測し、その範囲内で看護師が実施すべき行為について一括して出す指示）を用いることで看護師はその指示の範囲内で患者の状態に応じて柔軟な対応を行うことも可能である。

　具体的には、①対応可能な病態の変化の範囲、②実施する薬剤の投与、採血・検査の内容及びその判断の基準、③対応可能な範囲を逸脱した場合の医師への連絡等について、医師と看護師との間で事前にプロトコールを取り決めておき、医師が、診察を行った患者について、病態の変化を予測し、当該プロトコール

を適用する（患者の状態に応じてプロトコールの一部を変更して適用する場合を含む。）ことを指示することにより、看護師は、患者の状態を適切に把握した上で、患者の状態を踏まえた薬剤の投与や投与量の調整、採血や検査の実施について、必ずしも実施前に再度医師の確認を求めることなく、当該プロトコールに基づいて行うことが可能である。

※「プロトコール」とは、事前に予測可能な範囲で対応の手順をまとめたもの。（診療の補助においては、医師の指示となるものをいう。）

③救急外来における医師の事前の指示や事前に取り決めたプロトコールに基づく採血・検査の実施

　救急外来においては、看護師が医師の事前の指示の下で採血・検査を実施し、医師が診察する際には、検査結果等の重要な情報を揃えておくことにより、医師が救急外来の患者に対しより迅速に対応することが可能になると考えられる。この場合の医学的検査のための採血は、医師法（昭和23年法律第203号）第20条に規定する「治療」には当たらず、医師による診察前であっても、医師の採血・検査の実施について事前の指示に基づき、看護師が採血・検査を実施することは可能である。

　具体的には、救急外来において、①対応可能な患者の範囲、②対応可能な病態の変化の範囲、③実施する採血・検査の内容及びその判断の基準、④対応可能な範囲を逸脱した場合の医師への連絡等について、医師が看護師に事前に指示を出しておく、又は医師と看護師との間で事前にプロトコールを取り決めておくことにより、救急外来の患者について、医師が診察を行う前であっても、看護師が、医師の事前の指示やプロトコールに基づいて採血・検査を行うことが可能である。

出典：厚労省医政局長通知「現行制度の下で実施可能な範囲におけるタスク・シフト／シェアの推進について」医政発 0930 第 16 号・令和 3 年 9 月 30 日

公益社団法人日本看護協会編：看護の専門性の発揮に資するタスク・シフト／シェアに関するガイドライン及び活用ガイド．p30・31，公益社団法人日本看護協会，2022.

📖 引用文献

1）公益社団法人日本看護協会編：看護の専門性の発揮に資するタスク・シフト／シェアに関するガイドライン及び活用ガイド．p4，公益社団法人日本看護協会，2022.

2）厚生労働省：医師の働き方改革を進めるためのタスク・シフト／タスク・シェアの推進に関する検討会　議論の整理．p4・5，2020.

Chapter

3

常に看護の質向上に向けたデータ収集と分析を行う

▶ 看護ケアの効果と効率性を追求するためには、臨床にあるバラバラなデータを情報にして、皆で共有し、看護に活かし、さらにそれを評価して、新たな計画にもっていこう。

▶「患者満足度調査」のデータを有効活用することや事故発生時の状況を客観的に分析することで、看護の質向上に直結する大きな力としよう。

Chapter 3

1 ▶▶ データ活用・分析は看護ケアの品質向上のためであり、離職防止にも活用できる

データは収集し、分析し、解釈することで情報になる

　看護管理者は、自分の病棟の運営に関する莫大なデータに囲まれているとよくいわれています。例えば、毎日の入院・退院患者数、病床利用・稼働率、患者さんの平均在院日数、インシデント・事故発生数、病棟の各備品数・破損数・修理数、看護師の日勤・夜勤回数、看護師の残業時間数等々、病棟内のあらゆるヒト・モノ・カネが数字となって表れています。

　皆さんはその収集した数字を、「今月はこうだった」と終わらせることなく、うまく活用していますか。コロナ禍の真っただ中に、私たちはアルコールの手指消毒薬を携帯するようになりました。コロナ禍に慣れてきた頃、アルコールの使用量を測定するように指示が出ませんでしたか。病棟や部署ごとにアルコールの使用量を総数にし、看護師の人数分で割り、この病棟では平均使用量が一番多かった、この病棟は一番少なかった、だから使用する人が多い・少ない、と決めてしまうということもあったでしょう。「使用量の少ない病棟は、看護師の感染に対する意識が低いんじゃないかしらねぇ…」。本当にそうでしょうか。

　特に、中小規模病院で働く看護師は、勤務日数が多様な非常勤、時短、夜勤専門等、常勤看護師以外にさまざまな雇用形態の看護師が多いことも特徴にあります。常勤看護師が多い病棟であれば、アルコールの使用量も大きな変動はないかもしれません。しかし、非常勤看護師の欠勤が続いた場合、毎月の使用量もかなり変動します。看護師の勤務形態

を考慮せずに、単に部署ごとでアルコールの使用量から感染に対する認識を判断するということは、正しいデータとはいえないのではないでしょうか。反対に、使用量が多くなっていれば、患者さんの変化に伴って看護の質も変化している徴候かもしれません。

　病棟内にあるさまざまなデータは、その数字を集めるだけでは看護管理に活かせる情報になりません。データは、必ず何らかの根拠となるものです。その根拠を分析し解釈することで、初めてデータは活用の途が開かれます。的確な判断をする情報となるのです。

　新人看護師から「超過勤務が多いので、退職したい」と聞いたとき、看護管理者であるあなたは新人看護師には超過勤務させないようにと主任等に指示していたのだからそのようなことはないと思い、主任からの「メンタルが弱いんですよね」という根拠のない言葉にうなずいていないでしょうか。まずは、データを確認しましょう。入職時からの超過勤務時間を確認しましょう。そして、超過勤務前後の早退・欠勤等も確認しましょう。さらに、その新人の勤務帯ごとの看護師構成（きつい言葉を発する先輩と勤務が重なっていないかどうか）や配置人数（病欠等で配置人数がぎりぎりということも）のデータも確認しましょう。

　それらのデータを組み合わせてみたとき、新人看護師にかなりの負荷をかけていたことを発見できるかもしれません。主任の「メンタル弱いんですよね」の言葉を鵜呑みにした自分を恥じましょう。看護管理者がデータをよく分析していたら、この新人の離職は防げたかもしれません。

　このように、データは収集し、分析し、解釈することで情報になります。情報は活用しなければ、ただの「お知らせ」にとどまります。その情報には重要なことが隠れているととらえていれば、自然と数字に隠された理由が知りたくなります。データは１人で活用できるものではありません。活用するためには、看護師の力が必要になり、共有すること

で初めてデータは活かされるものになります。

俯瞰とデータ

　皆さんは看護ケアのために、「俯瞰」をしていますか。「俯瞰」という言葉は、上から下を見下ろすこと、といわれています。地上から景色を見渡すとき、その景色は限られたものになりますが、そこから階段を10段くらい上がって見渡す景色は、地上で見る景色よりも視野が大きく広がります。病棟全体の質を評価するとき、一部の看護師のケアの質だけでは評価できません。それには視野を広くもって、部署全体を見渡すことが必要です。

　どうやって見渡せばよいのか…と思うかもしれませんが、その全体を見渡す手段の1つに「収集したデータ」があります。病棟内の、あらゆるヒト・モノ・カネに伴う数字のデータが、部署全体を俯瞰させてくれる1つの手段になります。**データを見れば自分の部署が見える、といっても大げさではありません。**自分の部署にどれだけのデータがあって、それらをどのように組み合わせるとより看護の質を向上するために活用できる情報となるのか、今一度、吟味してほしいと思います。

　データサイエンスという言葉があるように、看護もサイエンス（科学）です。科学的根拠に基づいた看護は、「データ」が看護の科学的根拠として常に存在しているのです。

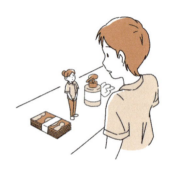

Chapter 3

2 ▶▶ ヒト・モノ・カネ・情報の管理の発想の転換

中小規模病院ではスピーディな対応・改善ができる

　管理には「ヒト・モノ・カネ」という言葉がつきものです。これらを管理者がうまく「活かす」ということには、どのような意味があるでしょうか。

　医療機器に関して、「SAT（パルスオキシメーター）の調子が悪いです。電池交換しても、電源が入りません。修理をお願いしたいです」のように、医療機器の修理依頼はよくあります。特に、血圧計、体温計、パルスオキシメーターは、毎日各勤務帯で使用しますから、長期使用により寿命が来ることもあるでしょう。報告を受け取る看護管理者としては、「この前修理依頼したのに、またか…」と思いながら依頼表の記録を確認すると、日を追って週単位または月単位で、依頼物品と修理依頼回数が出てきます。「丁寧に扱っていない」と考えるかもしれませんが、そこにはヒトがモノを扱ううえで、何かの原因があると考えてみてはどうでしょうか。数字が示す修理・破損依頼数のデータには意味があります。

　破損や修理依頼が出されたとき、いつ不具合に気がついたのか、どのようなときに不具合が起こったのか、というように、理由を聞くことがあると思います。その理由をたどれば、病棟患者さんの入退院や転入・転出が激しかった時期、急変が起きた時期、日勤看護師の人員が平均より少なかった時期などが見えてきます。

　患者さんのために使用する物品・備品は、その不具合が直接患者さん

に影響します。それだけではなく、看護の効率や質に影響を及ぼします。それを一番実感しているのは、直接ケアにかかわる看護師です。ヒトが使うモノは、購入・修理するにもカネが必要です。直接患者さんにかかわる看護師が、どのような場面で、どのような状況で看護を行っているか、修理・破損依頼のデータが教えてくれることがあります。

さらに、ヒト・モノ・カネのデータをまとめておくと、日々の業務や看護の状況を看護師と共有することができ、その情報から対応策などを話し合い、計画を立てることも可能です。中小規模病院の看護管理者は、大規模病院よりも部署内を把握することがスピーディですから、その分対応や改善も早く行えます。

このように積み重なった病棟内のデータは、数字を分析・解釈することで迅速な解決につなげることができ、看護の質を落とさずに、維持できるのではないでしょうか。

看護管理のヒト・モノ・カネ

「ヒト・モノ・カネ」は、管理やビジネスの分野では当たり前になっています。医療の世界でも、これら3つの「ヒト」「モノ」「カネ」のどれが欠けても、管理は成り立ちません。それでも時に、どれか1つが欠けることがあります。

皆さんは看護師から「退職したいです」と言われたとき、大事な「ヒト」を失うかもしれないという危機感を感じると思いますが、ヒトのバランスが欠けると、人件費であるカネやモノがその分動かなくなる、と思われますか？ 今は全国にナースセンターがありますから、看護師募集の依頼はだいぶ楽になりました。しかし、それでも待っているだけでは中小規模病院は看護師募集の人員が来ないことがあり、業者に依頼する場合は広告費がかかります。看護師の超過勤務時間も増え、モノを丁寧に扱う余裕がなくなります。「カネ」をかけず、古い「モノ」を使え

ば、看護の効率や質が下がることもあります。「ヒト」「モノ」「カネ」のバランスを取ることが、看護の質の維持につながると思います。

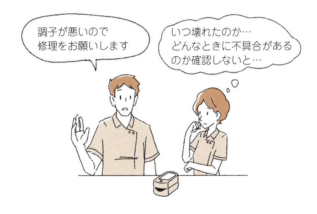

3 常に看護の質向上に向けたデータ収集と分析を行う

Chapter 3

3 ▶▶ 患者満足度調査の活用

満足していない数値があれば、気づいていない病院の デメリットが必ずある

　中小規模病院でも、定期的に外来と病棟の「患者満足度調査」を行っていると思いますが、出された数字の結果をどのように評価し、活用しているでしょうか。その結果を踏まえて、すぐに対応していますか。

　中小規模病院では、「患者満足度調査」のアンケートは年に1回ではなく、もっと短い期間で集計できることが強みです。患者さんの満足度は決して100％にはなりませんが、70〜80％の大変満足・満足があれば、「いいじゃない！　今年も同じくらい維持していてよかった！」と思っていませんか。

　しかし、前年度と比較して全体の満足度が「同じくらい」の結果であれば、改善していない部分が残っているか、新たに改善すべきことが出てきたということになります。満足していないという20〜30％の数字がある以上、その満足していない数字がいったい何を示すのか、自由記載欄があれば、それは改善策として迅速な対応ができますが、自由記載欄がない調査用紙では不満足度の値に謎が残るだけで、そのまま放置されてしまいます。

　わかりやすいところで、医療機関のトイレを考えてみましょう。患者さんの安全性を考え、洋式トイレが完備、車いすの患者さんが使用可能な多目的トイレも完備、病院によってはオストメイト対応のトイレを設置するなど、さまざまな患者さんや家族のニーズに対応しています。しかし、いくら多様なトイレが完備している病院でも、患者さんのなかに

はその場が不都合な状況に当たる場合があります。足にギプスが巻かれ松葉杖を使う患者さんにとって、患側を伸ばせないくらいの狭さ、松葉杖を置く場所が角しかない、座るときに手すりがない、トイレットペーパーが切れそうなのに補充がない、ハンドソープが切れていた、手指消毒のアルコールがない、水漏れしている不具合を職員に伝えたらそっけない対応をされた等々。ハード面・ソフト面で指摘があれば、対応可能な範囲から改善を急ぐという行動に出る必要があります。

　患者さんや家族は、病院のハード面だけではなく、すべての職員の行動を非常によく見ています。ハード面である病院の構造に対しては、すぐに改善というわけにはいきませんが、できる範囲で改善するという姿勢を示す必要があります。「患者満足度調査」は、病院の外来や病棟の共有スペースなど、目に見える場所に結果を貼り出すとともに、意見や指摘が記載されていた場合はその返答を掲示することで、調査に協力した人からの意見をきちんと受け入れていると認識をしてもらえます。

　「患者満足度調査」というと、不満足なことがあるの？　ととらわれがちですが、医療サービスに対する貴重な意見をもらっていると認識していれば、満足していない20〜30％の値には病院にとって気がついていないデメリットがあると考えましょう。あるいは、指摘事項に気づいていてもどうにも改善できないということに対しては、調査結果の問い合わせとして掲示し回答すると、たいていの人々は納得してくれるのではないでしょうか。「患者満足度調査」の結果は患者さんのわかるところに掲示等をしましょう。

　「患者満足度調査」は、医療の提供に単に「満足か不満足か」の調査ではなく、満足できないところを教えてくれる貴重なデータです。満足に同意していないその数値には意味があり、それを改善する努力を示すことが必要です。例えば、病院の外来を2回程度しか受診していない患者さんの意見と、長年通院している患者さんの回答を、分けて知るこ

とは困難です。だからこそ、すべてのデータに対して真摯に結果を受け取り、積み重なったデータを分析します。数字は調査項目ごとに改善する努力が必要だと教えてくれるものです。

対人的サービスの医療

　医療機関を受診するとき、そこが改装したばかりの病院であれば、「綺麗で気持ち良い」と感じます。しかし、困ったときに看護師に声をかけ、ぶっきらぼうな対応をされれば、綺麗な病院でも良いイメージがつきにくいものです。反対に、年季の入った病院でも、清掃員が細かい部分まで丁寧に清掃を行っていたり、看護師に質問をしたときに、笑顔で「大変お待たせしました、何かお困りですか」と声をかけてもらえたら、何かあればまたこの病院を受診しようと考えます。

　医療従事者自身が体調不良のときには、自分の職場の病院を受診することが多いと思いますが、自宅の近所の医療機関を受診することがあれば、その病院を立ち去るときの受診した印象は大事にしたほうがよいなと思ったことがありませんでしたか。

　医療機関のソフト面が大きく患者さんに影響するということは、医療従事者側はあまり意識できていないのかもしれませんが、対人的なサービス業である医療を業とする私たちは、常に患者さんの立場となって満足度を考える必要があります。

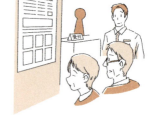

Chapter 3

4 ▶▶ 院内感染防止、褥瘡予防、転倒転落防止等研修の充実と内容の分析

研修は誰のためかと考えることが看護管理者としては大事

　2020年に始まった新型コロナウイルス感染症の対策では、皆さんの病院でも大変なご苦労があったと思います。アルコールやマスクなどは、国公立や大学病院などの大規模病院よりも物資が届くのが若干遅めの状態だったという病院も少なくなかったのではないかと思います。誰もが初めて体験するなかで混乱を極めた状況でしたが、特に中小規模病院は地域の中核になっていることもあり、発熱患者さんが問い合わせなく病院に来る等、地域の混乱も目のあたりにしたのではないでしょうか。このような事態になると、感染防止対策をもう少ししっかり行っておけば、学んでおけばよかったと後悔するものです。

　それでも、「予測すること」は大事かもしれませんが、「何が起こるのかわからない」のが医療でもある、ということを前提にとらえるほうがよいと思います。医療ではある程度、危険予知訓練（KYT）のように状況を予測することは大事ですが、予測できても実際に対応できないことも起こり得る、と教えてくれたのが新型コロナウイルス感染症でした。

　入院患者さんの転倒に関してもそうですが、いつ、どこで、どの患者さんが転倒するかは予測がついても、予想していない患者さんが転倒する可能性もあります。認知症のある患者さんで危険な状況の認識が不確実のうえ、下肢の筋力が低下していれば、センサーマットを設置しておこう、寝衣にセンサーを付けておこう等予測がつくことはまだよいほうだと思います。しかし、認知の低下がない若者ですら、何かのきっかけ

で転倒して骨折します。褥瘡も知らない間に発生するものです。「腰が痛くて」「お尻が痛いから絆創膏貼って」と言われて、痛がる部位を見れば仙骨部に発赤と表皮剥離があって褥瘡だったというように、予期できないことも起こります。

　その「起こり得る」ことを予測するためにも、感染対策、褥瘡予防、転倒防止等の研修は重要な鍵になります。もちろん、感染、褥瘡、転倒転落等の発生対策・防止等の研修を受けたからといって完全に予防できるものではありませんが、私たち看護師は最悪の結果に陥ることのないように、第一に対策を考え、実施する努力を継続することが重要です。

　そして、発生したら「なんで、どうしてそうなったの!?」と誰かを責めるのではなく、「この先を食い止めよう！」と看護管理者やリーダーが明言することが非常に重要です。看護師は努力をしていますから、研修を実施した回数と、感染、転倒、褥瘡等に関する発生頻度はどの程度あったのか、双方を比較してみるのもよいと思います。どのような状況で発生したのか、その発生した傾向はどういったものか等を分析することで、それに見合った内容の研修案からテーマを組むのもよいと思います。

　看護師が研修に参加することが難しいのであれば、スライドショーを作成する、動画を借用する等、オンデマンドで誰もが参加できる方法を考えるのもよいでしょう。学んだ内容を研修記録として提出してもらい、それをポートフォリオとして後から各自の都合で振り返りができるようにするのも1つの方法です。研修用に薄めのファイルを準備するのもよいですし、低コストのプラスチック製フラットファイルと一緒に渡すのも効果的かもしれません。厚めのファイルは「こんなに研修しなければならないの？」と、無言の圧力になります。

　何事も押し付けず、自律的に研修に出席できるよう、どの方法が効果的か、どの時間帯ならよいか、研修に対しても適材適所で考えます。動

画を準備しても、ナースステーションでは音が出せない・聞こえないなど、看護師に聞けばいろいろな意見が出ます。そのような意見は、研修を企画するうえで重要な情報です。

　そして、研修は誰のためかと考えることが看護管理者として大事ではないでしょうか。研修への参加率を高めるために無理して看護師を出席させれば、なかには「え～、研修行く時間ないよ～」「師長命令だからさ～」という人もいるかもしれませんが、研修の目的がきちんと伝わっていないこともあります。そこは看護管理者の腕の見せどころかもしれません。

　解決策のヒントは、「**誰が正しいかではなく、何が正しいかに焦点を合わせる**」です[1]。この名言は、看護の質に勇気を与えてくれると思いませんか。研修に出席するのは看護師ですが、その成果に行きつくところは、現場にいる「患者さん」のケアのためです。それを現場の看護師に伝えることは、看護管理者の役割でもあります。

看護師がそばについていても患者さんは転倒することがある

　以前、病室内で看護師の横に一緒に立っていた患者さんが、サークル歩行器につかまってトイレに行こうとしていました。しかし、突然バランスを崩し後方に倒れ、転落と等しいほどの勢いで転倒し、後頭部を強打したことがありました。病棟の看護管理者はこの事故発生を看護部長へ伝えましたが、部長は「看護師が一緒についていながら、転倒させるなんて！」と即座に言いました。その際、「すみませんでした」と言った看護管理者は、下げた頭の脳裏で、「なぜ謝る必要があるのか？」と思ったとのことです。

　患者さんは転倒したくて転倒したわけではなかった、一緒にいた看護師も転倒するなどとは考えてもいませんでした。しかし、結果的に転倒してしまったのは、人間だからです。「人は誰でも間違える」[2]という医

53

療安全に関する素晴らしい名言がありますが、間違いは誰にでも起こります。この患者さんも間違ってバランスを崩し後方に倒れてしまったのです。これだってエラーです。どんなに対策を取っても、人の行動は時に読めないことがあります。

　現在、エラー対策は、起こってしまった後の分析、未然に防ぐための分析等がありますが、それらの対策を十分していても、突発的に起こることがあります。その「事」が起こってしまったときに「医療人はどうあるべきか」を含めて考えると、より最悪の結果を回避すべきだという実感が湧くと思います。

　医療の専門職種者として誰もが、失敗したくない、患者さんや家族に迷惑をかけたくない、安全な医療を提供したいと願っているはずです。間違いを起こした人にとって、「失敗したこと」「失敗しないようにすること」を考えることは、実際、目を逸らしたくなり、患者さんだけではなく間違いを起こした人の心にも傷を残す出来事です。

　それを克服できるようにするには、突発的な事故やインシデントが起こったとき、「そのとき、あなたはどう動きますか？」と問われたほうが、解決のイメージが湧くのではないでしょうか。

　何事も、どんなときでも自分たちの「医療職人的な心情」を大事にしましょう。皆さんは、コロナ禍の真っただ中、自分なりの職人気質で頑張りましたよね。

3 常に看護の質向上に向けたデータ収集と分析を行う

📖 引用文献

1）Helmreich, RL & Foushee HC：Why CRM? Empirical and Theoretical Bases of Human Factors Training. Kanki, BG, Helmreich,RL & Anca, J eds.：Crew Resource Management, 2nd edition, Academic Press, pp3-57, 2010.

2）Kohn LT, Corrigan JM & Donaldson MS eds：To Err Is Human: Building a Safer Health System. Committee on Quality of Health Care in America, Institute of Medicine. The National Academies Press, p312, 2000.

Chapter
4

間違いを学んで安全をマネジメントする

· ·

▶ 日々患者さんの安全を守るためにハード面およびソフト面を観察し、安全の確保に努めよう。また、それ以上に起こり得ることを防止するために、常にデータを分析し予測した看護管理を実践しよう。

▶ 看護師の安全を守るためのコンプライアンスや倫理の徹底を図るだけでなく、看護師の心理的な安全にも十分に配慮した管理を実践しよう。

Chapter 4

1 ▶▶ 倫理とコンプライアンスの違いを知る

先輩看護師がロールモデルを示すことが必要

　日々多忙な管理業務をこなすなかで、時に忘れられがちなことに、「コンプライアンス」があります。「倫理」は看護師である以上忘れてはならないことの１つとして、「人々の生きる権利、尊厳を保持される権利、敬意のこもった看護を受ける権利、平等な看護を受ける権利などの人権を尊重すること」[1]が求められます。看護管理者も看護の専門家である以上、常に「倫理」とともに看護を提供しているという認識を保ちたいところです。この「倫理」と「コンプライアンス」は似通っていますが、異なる点があります。

　「コンプライアンス」はあまり馴染みがない言葉かもしれません。コンプライアンス（compliance）は、英語で一般的に「従順」という意味があり、看護でも「ノンコンプライアンス」という言葉が聞かれることがあります。ノンコンプライアンスは、患者さんが医療側の提示したケアや治療に対して従順ではない言動などが例としてあげられることがあります。つまり、従わないということです。

　コンプライアンスはこの逆で、法令や社会的ルールをきちんと守ることです。組織で働く私たちには、コンプライアンスを維持するために、組織の定めた基準・手順を遵守することで医療の業を行うことが求められます。**コンプライアンスの高い組織は、信頼性のある組織として患者さんや地域に認識され、看護の質も高い**といわれています。

　つまり、医療のコンプライアンスは、「業務遂行上、関連する法令違

反やグレーとされる行為、信頼を損なう行為を行わないこと」をいい、「その本質は、「社会的要請」を正確に把握し、これに応じた行動をとること」[2] です。万が一、業務実践中に、忙しいからという理由で組織のコンプライアンスを守らない場合、重大な事故が発生する可能性が大きいということです。

　簡単な例でいえば、看護師は現場でさまざまな医薬品、または医療資材を扱うことがあります。これらを適切に使用することは当然で、社会に反する行動が示されるべきではありません。しかし、卑近な例ではありますが、「患者さんに使うテープ、便利だから持って帰ろうかな」「自宅のマスクがもうすぐなくなりそうだから、何枚か持って帰ろうかな」というようなことは決して行ってはいけませんし、些細なこととして見逃すことは厳に慎むべきです。日常の些細と思われることが、大きな事故等になり得るからです。

　組織の業務基準を遵守し、正しい手順で看護を提供すること。この原則に従っていれば、コンプライアンスに反する行動は現れないと思います。 コンプライアンスは、国家資格者である「看護師」として遵守すべきことですが、そのコンプライアンスと業務に対する認識というものは、世代によってとらえ方が異なっているかもしれません。

　しかし、その言葉の意味と重みを実際の看護業務から学んでいくことが重要で、その役割は先輩看護師などのロールモデルが示すことだと思います。そのうえで中小規模病院の**看護管理者は、看護リーダーレベルの看護師が若い人のロールモデルであるという認識をもたせることも、役割の１つです。**看護倫理は前述したように、すべての患者さんに対して人間としての尊厳を保ち、政治家でも一般の住民でも平等に看護を提供することの責務があります。**「倫理」と「コンプライアンス」の違いを十分理解し、組織の規則に準じた看護を実践することの積み重ねの先に、「高信頼性組織の看護」として、その質も評価されるのではない**

かと思います。

コンプライアンスを正しく認識する

　組織のコンプライアンス遵守で思いつくことは、保健師助産師看護師法にもある、患者さんの個人情報に関することですが、それ以外にもさまざまなコンプライアンスに反する行動例があります。
　例えば、

> ❗ 患者さんの話を家族に漏らす
> ❗ 看護記録を主観的に入力する
> ❗ 抗菌薬の投与が2時間も遅くなってしまったことを黙っている
> ❗ 看護必要度の入力を忘れ、他の看護師が後から入力する
> ❗ 配膳時に患者さんの名前を確認しない

等々、いろいろあります。グレーとされる行為であっても、グレーはブラックに染まりやすいもので、白には戻りにくいものです。
　最近は、ユニフォームがカラフルなスクラブを採用している病院もあると思いますが、看護管理者は、看護師の白衣が白かったことを思い出し、看護師を目指した頃の初心に帰ることも必要かもしれません。コンプライアンスに反する行動は、中小規模病院や大規模病院で違いはありません。一人ひとりの看護師がコンプライアンスを正しく認識することで、気持ちもグレーにならずに済むのではないでしょうか。

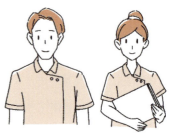

Chapter 4

2 ▶▶ インシデント・事故報告を多職種と共有する

何が起こったかを知ることの積み重ねが重要なデータになる

　自部署内でインシデント・事故が発生した後は、看護師からインシデント・事故報告書が提出されます。それを受け取った看護管理者は、この報告書が再発防止のために重要だとわかっていても、報告書をどうやって分析したらよいのか…と悩むことが多いと思います。分析を行うために、医療安全委員の院内職員が一堂に集まることができる大規模病院とは異なり、中小規模病院では、一緒に分析を行う他部署・他部門の職員が集まってもどうやって分析するのか…という問題もあるかもしれません。分析方法にもいろいろありますが、一般的によく使われているのが「RCA 根本原因分析」です。これに関しては書籍などが多数出版されています。この分析法は、「なぜそのようになってしまったのか」という、「なぜなぜ分析」とも呼ばれる手法で分析が行われ、比較的わかりやすい方法なのではないかと思います（COLUMN ⑤、p64 参照）。

　間違いは誰にでも起こります。誰もが起こし得る間違いに対して、「同じ間違いを起こさない」を軸にするのではなく、「どうしたら起こしにくくするか」が重要になります。よく医療安全の専門家は、「同じ間違いを起こさないためには、再発防止のためデータを分析して、云々」と言います。しかし、同じ間違いを起こすのが「人間」です。海外の安全に関する研究者は、「間違いの結果を軽減し、間違いの捕捉を増やし、最終的にすべての防御で見逃された間違いの結果を軽減する、ということが重要である」[3)4)] と伝えてくれています。この教えは、「間違えた人」

4 ▶ 間違いを学んで安全をマネジメントする

61

そのものを追及するのではなく、「間違いの前後で何が起こったか」「人と人が交差する環境のなかで何が起こったか」を追求しそれを学びとして、最悪の結果にならないようにする努力を続ける、ということです。「起こったこと」が見えてくると、見逃された間違いが見えてきます。

分析したデータから、看護師の優れた行動（看護ケア）も見える

　エラーが起こった事柄を追求するには、イメージ的にコマ送りのように、間違いが起こる前後の行動を一つひとつ再現することです。例えば、誤薬があったとします。

> 　A看護師が配薬のために内服カートから患者○○氏の昼の薬を取り出し、トレイに薬を入れた。A看護師が薬が入ったトレイを持ち、B看護師のいる電子カルテの前に行き、2人で指差し・声出し確認をした。

　このように、間違いが起こった前後まで、コマ送りのようにたどっていきます。そうすると、どこかで見逃された間違いが出てきます。その地点を中心に、なぜそうなったのかという「謎」が現れます。このデータを収集することで、他の看護師も同じような誤薬をしていることがわかるかもしれません。

　そのようなエラーが起こった間違いの事実を当事者から聞き出すことは、看護管理者としてはつらいことですが、間違った人が問題ではなく、何が起こったかを知ることの積み重ねが重要なデータになります。データは似たような傾向を示すことがあります。もし同じような傾向があるという兆しがあれば、それはまた同じことが起こる可能性が高いと考えられます。その間違いが起こる前に、間違いをとどめるための方法を、看護師とともに考え出してみましょう。

　そして、ともに考え実践したことをまとめ、多職種と共有しましょ

う。朝礼時に多職種が集まる病院であれば、発生したインシデント・事故の内容を簡潔明瞭に報告するだけではなく、分析し対応策を実施することを伝えましょう。そうすれば、その後の対応策実践の状況も報告がしやすく、医療安全委員会でも改めて報告ができ、他部門と共有ができます。その報告を受けた他部門は、その対応策を自分のところでも行ってみようとヒントを受けることになります。

　集めたデータが教えてくれることは、「こうなるのではないか」と予測し、それをとどめるには「こうしてみよう」という結論を導き出してくれます。「こうしてみよう」とひらめいたことを実施してみると、実際はうまくいかないかもしれません。それでも私たちは、間違いをとどめるための努力を体現し、継続しなければなりません。安全管理をしている人のなかには、「エラーの分析なんて、そんなもんじゃない」という人もいるかもしれません。しかし、現場の最前線で自分の部署の管理を行い、看護師からの報告書を受け取り、分析し、解釈し、看護師とともに対策方法を考え、実践し、他部門に向けて報告することが大切です。これが、どれほど安全管理を推進しているかという証になります。

　看護師から提出された報告書は、貴重なデータになります。難しく考えずに、看護師からの報告書を分析してみましょう。そして、そのデータから、看護師の行動に間違いだけではなく、看護師の優れた行動（看護ケア）が見えてくるかもしれません。間違い探しはときに宝探しになります。

COLUMN ⑤　オンラインで共有できるツールを活用する

　RCA 根本原因分析は、多職種と分析を行うことが望ましいが、中小規模病院では多くの管理者が現場の実践者としても業務を行っているため、同じ時間に集合することが難しい場合もある。そのようなときは、コラボレーションプラットフォームを使ってもよいかもしれない。例えば、Miro$^©$ というコラボレーションプラットフォームは、Web 上でメンバーが作業を共有し、それを補完することができる。日本語では限られているがテンプレートがいくつかあり、メンバーが参加して利用することでチーム作業が可能となる。これをインシデントや事故の分析に使用すれば、同じ時間に集合せずに書き込むことも可能である（https://miro.com/ja/）。

　英語版でも「Root Cause Analysis（RCA）Template（https://miro.com/templates/root-cause-analysis/）として公開されている。制限はあるが、無料で登録・使用可能。中小規模病院で働く方々であればこそ、有効活用の場面が広がるのではないかと思う。

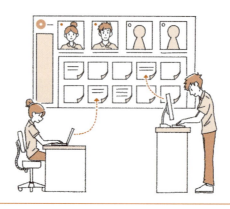

Chapter 4

3 ▶▶ 医療安全管理委員会に多職種を巻き込む

医療安全に関することは「とにかくやってみる！」

　部署の看護管理者であっても、中小規模病院であれば現場の最前線で看護業務を行うこともあるのではないでしょうか。外来であれば、外来患者さんの対応や外来診療を行う医師とのかかわり。病棟であれば、入院患者さんの対応、主治医の指示をリーダーの代わりに受けるかたわら、ベッドコントロールを行うなど、日々非常に忙しい日常業務を行わざるを得ない状況にあるのではないでしょうか。

　このように中小規模病院は、「中小規模だからこそ」の忙しさがあります。そのようななかで、医療安全委員会に各部署の責任者は出席しなければなりません。「わかってはいるけれど、外来診療中で出る時間がないんだよ」と、気がつくといつも委員長の医師は来ることなく、看護部や他部門の責任者はため息をつくばかりの状況に陥っていないでしょうか。

　中小規模病院では、医療安全対策にかかる研修を受けた専任の薬剤師、看護師等が医療安全管理者として配置される「医療安全対策加算2」の体制も多いのではないかと思います。厚生労働省の「医療安全管理者の業務指針および養成のための研修プログラム作成指針」には、「医療安全管理者は、職員が安全管理委員会にヒヤリ・ハット事例や医療事故情報を遅滞なく報告し、安全管理委員会において原因を分析し、必要な対策を検討・実施し現場に活かすよう、全職員に働きかける」[5]とあります。

うまく勤務をやりくりし、40時間に及ぶ医療安全管理者研修に行き、院内ラウンド、インシデント・事故報告書の分析、委員会出席・運営など、その重要さを実感しながらも委員会に各部署の責任者全員が一堂にそろって出席することは、中小規模病院では非常にハードルの高いものです。看護部は医療機関でも職員数が一番多いため、出席率もその分高いといえますが、医療安全委員会の会議は、院内の安全管理状況を把握するための重要な時間です。他部門との安全に関する情報や委員会の運営を行うことは、安全管理の義務を行う病院として、中小規模病院でなくても欠かせません。

　看護部内で起こったインシデント・事故の情報は、共有が早くできることが良い点ですが、他職種で発生したインシデント・事故は、特に事故が重大でない限り報告内容が看護部に伝わることも早くはないでしょう。院内の医療安全ラウンドも、なかなか実施できないという悩みがあります。そのようなときは、看護部だけで解決しようとせずに、他部門の医療安全委員を巻き込みましょう。他部門からの委員会出席率が悪い病院であれば、少しずつ出席率を増やしていく気持ちでいきましょう。例えば、ペーパーレスの時代ですが、あえて委員会議事録は紙媒体で回覧してみるのはどうでしょうか。部署間で直接「届ける・受け取る」ことが大事で、確認は印鑑ではなく、一言の自筆コメントをもらいましょう。コメントのために、別枠にコメント欄を設けてもよいはずです。監査の際には「ここまで行っているのですね」と言ってもらえるのではないでしょうか。

　委員会会議の出席にかかわらず、院内ラウンドや報告書分析等に関する実践を無理なく肯定的に働きかけてみるのもよいでしょう。院内ラウンドであれば、輪番制で月1回から始め、看護部の一部署と他部門で行うというように、他部門や看護部に負担をかけず情報を足で集め共有し、それをまた全部門に伝え続ける工夫をしてもよいと思います。多

職種の委員と一緒に行動することで、安全に関するリスクセンスが徐々に強くなっていきます。もし、「こうしてみるのは？」「こういうこともできるかな？」という言葉が出れば、それはよいチャンスです。

医療安全に関することは、「とにかくやってみる」。うまくいかなくてもよいのです。初めからうまくいくとは考えず、行動することが大事です。行動し始めたら、徐々に他部門を巻き込み続けてみましょう。それが、安全管理として「努力する」ということになります。

最終的に、委員会の出席率が悪い部門には多職種一丸で働きかけてみることも不可能ではありません。それができるのは中小規模病院ならではです。このように考えてみれば、「安全文化の醸成」を体現し努力していると思いませんか。「組織横断的に」とは、このような地道に見える行動でも、大きな醸成への成果の積み重ねになり得ます。

医療安全委員会は全部門が出席100％を貫く

中小規模病院でも、医療安全管理室が設置されていれば、室長や医療安全委員長は医師が着任していることが多いと思います。中小規模病院は、院長や管理者が診療を行っていたり、手術に入っていたり、地域の会議に出席している等、かなりの仕事量があるため、委員長が欠席せざるを得ないこともあるでしょう。そのため、このことで苦労している病院は多いのではないでしょうか。

しかし、医療安全対策加算を得ている以上、医療安全に取り組まなければなりません。委員長は、委員会の協議内容を記録から把握しておかなければなりません。そのための詳細な協議記録を作成することは重要です。なぜなら、病院の医療安全管理者は、「医療機関の管理者から委譲された権限」[6] をもって医療安全管理を行っているからです。

緊急事態以外は、委員長である院長や医師の予定は事前にわかっていることが多く、医療安全委員会の開催日も変更ができますから、委員会

開催日時には委員長に予定を入れないように、

- 外来予約を入れない
- 新患は別の医師に回す
- 院外出張や会議など予定が事前にわかっていれば、委員会開催日を変更する
- 院内に緊急事態が発生した場合は、委員会は別日時に変更

などを働きかけ、全員出席を目指すようにしましょう。このようなことは、委員会の規定に入れておけば、他部門の賛同も得やすいはずです。これは、小回りの利く中小規模病院であるからこそ必要ですし、可能なことでしょう。日本最強の医療従事者がいるとしても、安全管理にヒエラルキーは関係ありません。多職種が一丸となれば、成し得ることだってあると思いませんか（COLUMN ⑥、p69 参照）。

COLUMN ⑥ 医療安全を推進するノンテクニカルスキル

　皆さんは、「ノンテクニカルスキル」という言葉を聞いたことがあるだろうか。近年、この言葉は医療安全を推進するために重要であることが認識され、日本でも多くの書籍や研究論文が示されてきた。日本語では「非専門技術」といわれているが、この用語を提唱したフィリン（Flin R）は、ノンテクニカルスキルについて次のように説明している。

　職場環境への注意に対する状況の認識、意思決定、チームワーク、コミュニケーション、リーダーシップ、ストレス管理、そして疲労対処へのアプローチが効率的な業務の遂行に加え、安全な行動（振る舞い）に影響を与え、これらが非専門技術（ノンテクニカルスキル）である。これは現場におけるエラーを単に回避することだけではなく、実践者の技術的スキルを捕捉し、エラーの結果を軽減し、エラーの捕捉を増やし、最終的にすべての防御で見逃されたエラーの結果を軽減することでもある[4)7)]。

　日本看護協会も、医療における安全や質を担保するためには、ノンテクニカルスキルの向上が重要であり、職種や経験の壁を越え、チームの一員としてこれらの能力を強化し、実践することが必要であると認識している[8)]。では、どのように重要で、どのように向上すべきなのだろうか。ただ単に、業務中に自分の状況を認識して、正しい意思決定をすればよいと思われるかもしれない。リーダーシップとメンバーシップを発揮すればよいのだろうともいわれるかもしれない。

　では、そう考えたときに、「具体的にどのように行動するのか説明してください」と言われると、言葉に詰まるのではないだろうか。多くの医療安全の専門家は、「ノンテクニカルスキルの重要性を云々…」と口々に言うが、これは奥深い人間の心理にも関係し、大変実行することは難しいものである。ここでは疲労に関して例をあげるが、皆さんは看護師になってから、「今日、実は体調が悪い。本当に十分ではないけれど、人がいないから休みたいと言いにくいんだよね…」と思った経験はないだろうか。これを伝えないこ

とが事故の発生する要因といわれ、実際、世界で発生した過去のさまざまな事故はノンテクニカルスキルの欠如が原因だった[7]。

　私たちがよく使う「態度」という言葉は、このノンテクニカルスキルに関連する。「態度」という言葉は「あの人、態度が悪いよね」と、肯定的な場面では使われにくい。反対に「態度が良いよね」とは言われることは少なく、「感じが良いよね」のほうが多いだろう。「態度」は実際直接目には見えない。しかし、それが行動として目に見える心理的プロセスといわれている[9]。

　そして，この「態度」に実は、ノンテクニカルスキルの根底にある、認知心理学がかかわっている。認知心理学は、海でいえば深海に潜む人間の心と行動を追究する専門分野である。医療を専門とする私たちには難しい分野といえるだろう。そして、人が間違いを起こすという「ヒューマンエラー」は、この認知心理学に深く関与している。人間の奥深くに潜む「心から行動に至る」間違いを起こす過程を、認知心理学が中心となってその仕組みを解明し、事故を最小限にする重要さを訴えてきた。

　このノンテクニカルスキルについては多くの書籍があるが、この言葉を提唱したフィリンらの著書は翻訳本が出ており，わかりやすく解説されている[7]。興味のある方は参考にされると、管理者の皆さんの医療安全管理に向けた「態度」も変わるかもしれない。

「責めない」は「責めるような言い方を避ける」ことと常に心にとどめておく

4 ▶▶

「なんで!?」という言葉は人の心を大変傷つける

　看護管理者の皆さんは、看護師の資格を得て勤務するようになってから今までの間、決して一度も間違いを起こさなかったと明確に言えるでしょうか。今から20年以上前にさかのぼる2000年、米国医療の質委員会・医学研究所から出版された『人は誰でも間違える』[10]というレポートをまとめた書籍は、それまでの医療における事故発生の原因を、当事者だけの責任ではなく、「人間は誰でも間違いを起こす」という認識を日本にも浸透させた提言書ともいえます。間違いをしてしまった昔のあなたは、自分の上司や先輩に報告したときに、「なんでそんなことしたの!?」「なんでそんなふうになったの!?」と言われたことはないでしょうか。

　「なんで!?」という言葉は、言い方によっては人の心を大変傷つける言葉になります。看護管理者だけではなく、インシデント・事故発生の報告を受ければ、誰もが驚き、動揺し、「なんで…」という言葉が浮かびます。しかし、報告した人は「なんで」と言われなくても、「なんで起こしてしまったんだろう」と、その重要さを人一倍認識していると思います。「なんで!?」というその言葉は、間違いを起こしたくないのに起こしてしまった人を責める言葉でもあります。

　多くの医療施設で、「責めない」「安全文化の醸成」と謳う風潮が多いことも確かです。それでも、実際には「安全文化」や「安全文化の醸成」のような言葉を実現することは、大変難しい課題です。人間は誰で

も間違いを起こす不確かさがあり、環境に感情を左右される情動をもちます。看護管理者も人間ですから間違いを起こしますし、間違いの報告に驚き、心が揺さぶられます。あるいは、間違いを犯したことに気づいていない人だっているかもしれません。

　しかし、報告を受ける看護管理者以上に、間違いを起こした本人は、誰よりも大きな衝撃を受けていることを忘れないようにしましょう。自分の部署の看護師が間違いを起こしたとわかった後、あなたに上司がいれば、その上司に報告を行うでしょう。その上司から、「なんで、なんで⁉」と言われるかもしれません。しかし、その上司もまた心が「動揺している」と考えれば、報告もつらいものにはなりませんし、その言葉を受け取る側の気持ちが十分理解できるでしょう。

　あなたの部署の看護師が、大きい・小さいにかかわらず間違いをしてしまった場合、その看護師には心の休息（時間）を得られるように配慮しましょう。「なんで⁉」という言葉を発しても、間違いは元に戻りません。その言葉は間違いを起こした人の心をさらに傷つけます。それでも、間違いを起こした人の心の動揺や自責の気持ちを元に戻してあげることを考え、同時に看護管理者は、患者さん・家族対応を主治医とともにスピーディに行いましょう。「なんで⁉」と看護師に言う前に、看護管理者として対応すべきことは山のようにあります。看護師には「そのときのお話を聞かせてもらえるようになったら教えて」と話し、後は主任やリーダークラスの看護師など身近な人たちに任せましょう。「なんで⁉」という言葉は、ある意味責めの言葉です。

　患者さん・家族から「なんでそうなったんだ⁉」と責められる側になって、実感することもあります。家族も同じように、驚き・怒り・恐れ・悲観という情動に揺さぶられます。入院している大事な家族に「何が起こったのだろう」「なんでそうなったんだろう」と、原因が知りたいと話す家族も多いことは事実です。家族はあなたを責めるかもしれま

せん。しかし、患者さん・家族と看護師の間に立つ看護管理者1人だけが、責任を背負うということもありません。医療安全管理者、主治医、患者さんの苦情担当者などとともに家族対応にあたりましょう。医療安全管理者は、施設の管理者または院長から、直々に安全の管理を任されている専門家です。患者さんのクレーム対応の担当者がいれば、その専門家もさまざまな患者さん・家族への対応を経験しています。誰か、ともに動いてくれる人がいるはずです。チームが組織の代表と考え、真摯に謝罪を行い状況説明に尽力しましょう。

　自部署で発生したインシデント・事故だから、その部署の看護管理者だからといって1人で背負うことは、今の日本が目指す「チーム医療」からかけ離れていると思いませんか。責める言葉、責める態度よりも、組織のチームで対応しましょう。万が一、あなたの上司が感情論で責めてきたら、対話からいったん逃げることも1つの手段だと思いませんか。感情論から出た解決策は、冷静になってから考えると、おかしなことになっているかもしれません。

「責めるような言い方」は感情的な期待の裏返し

　人は「責めるような言い方」をされれば、同じように情動を揺さぶられ、自分の心を守るために「責める言い方」で返すように反応してしまうでしょう。そのようなやり取りは、結果的に感情論になり、よい解決方法は生まれません。インシデント・事故が発生した場合であれば、家族として情動を揺さぶられることは、人として当然の反応であると構えましょう。

　また、診察まで待ち時間が長い、会計が遅い等に対する感情には「期待に対して満足できない」という気持ちが出ているかもしれません。地域の中小規模の病院だからこそ、期待されている、信頼されているのかもしれません。大学病院のような大規模病院は研究機関でもありますか

4

間違いを学んで
安全をマネジメントする

ら、地域の身近にあるという親近感は薄いですが、地域の中小規模病院を地域の人々は「自分の地域の病院」ととらえているかもしれません。その分、かける期待も大きいのではないでしょうか。だからこそ、期待通りでなければ「責める」言動に出てしまい、心と言葉が相反しているかもしれません。

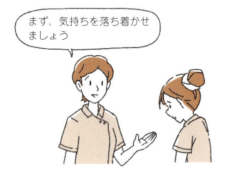

Chapter 4

5 ▶▶ ハラスメント対策を強化する

看護師の心を優先し、公的な相談窓口なども 活用しながら対応を進めていく

　近年は職場内での暴力やハラスメントなどがより深刻化・複雑化する傾向が見られるほか、社会の変化に伴う新たな危険が浮上しています。特に、医療従事者に対する患者さん（利用者さん）・家族などからのハラスメントは従来から報告されていましたが、昨今その度合いは苛烈となり、看護師の心理的な安全を脅かしています。そのために、看護師のメンタルヘルスが損なわれ、さらなる離職の要因となっているとの看護管理者からの声があります[11]。日本看護協会では、2019年に「看護職賠償責任保険制度ハラスメント相談窓口」を新設し、ハラスメントに関する相談のほか、法律相談費用、弁護士費用が保険金の支払いに組み込まれました[12]。看護師が受けている可能性のあるハラスメントが非常に多いことにより、このような形になって表れているのではないでしょうか。

　ハラスメントは、その程度の深刻さを測る指標が確実ではなく、人それぞれのダメージ（結果）によって明らかになるケースもあります。ハラスメントを受ける人、ハラスメントを行う人、それぞれの受け取り方の度合いが異なっていることを、まず知っておく必要があります。

　さまざまな価値観をもつ人々が社会に存在し、ハラスメントが複雑で深刻な状況になっている現代で、私たちはどのようにこの問題に対処していくべきでしょうか。実際、医療機関にはハラスメント対策防止委員会などが設置されている組織もあるかもしれませんが、対策防止委員会

4 間違いを学んで安全をマネジメントする

があったとしても、訴えを聞くのみで解決への手段が効果的に行われていない場合もあります。組織としてはハラスメントが、いつ、どのような形で発生するか予測できませんが、いざというそのときに備え、対策を強化していく必要があります。

　例えば、看護師が患者さん・家族などからのクレームやハラスメントを受けることもあります。ハラスメントを行う側の人々は、自分の思い通りに物事が進まないとき、感情を過大に表出します。その反応はほとんどが怒り、憤り、不安であり、たいていはそれが「ハラスメント」として行っている行動だという認識はなく、無意識な行動のように見えます。その言動は自分の意向を優先させるための行為で、最終的には程度はどうあれ、人の心を傷つける結果に至ります。私たちも日常で物事がうまくいかないとき、感情が乱れ、人や物に八つ当たりすることがありますが、その程度が大きくなればなるほど、結果的に誰もが傷ついてしまいます。

　看護師が受けたハラスメントの傷が深刻なものにならないうちに、病院のハラスメント対策防止委員会がある組織では、躊躇なく「報告ルート」に従い報告します。しかし、ハラスメントを訴えても対応が真摯に受け止めてもらえない場合や、仮に院内にハラスメント対策防止委員会がない場合は公的機関の第三者に訴えることにしましょう。

　ハラスメントに関して看護師から事情を聞くとき、いつ、どのようなことが起こったかを教えてもらわなければなりません。ハラスメントを受けた看護師が看護管理者に話した、とわからないようにすることが重要です。看護師の心を守ることを優先し、事実の記録をもとに委員会や第三者に伝えましょう。報告後は、上層部の判断・対応となりますが、この報告が活かされるようにしないと委員会の意味がありません。報告はハラスメント対策強化への足掛かりとなります。看護師からハラスメントを受けたと打ち明けられたときは、その状況を真摯に受け止めま

しょう。打ち明けるということは、大きな勇気があってのことです。

　また、看護管理者がハラスメントを受ける可能性や、看護師からハラスメントを受けたと訴えられる可能性もゼロではありません。ライン組織のなかでは看護師は看護管理者の下に位置していますが、看護管理者の上にもさらに階層があり、ハラスメントは誰にでも起こり得るということです。ハラスメントを受けた、と看護師から訴えられると看護管理者は傷つきます。「そんなつもりはないのに、なぜ…」と思うかもしれませんが、看護管理者も1人の人間です。知らないうちにそっけない態度や言葉を発していたのかもしれません。看護管理者も日々の業務の後に、自分の言動は大丈夫だったかなと振り返ることも必要です。そのときのためにも**日頃から客観性をもち、感情的にならず、看護部だけで解決しようとせず、ハラスメントであるかどうかの判断ができる多職種と日頃から情報共有を行い、定期的に振り返る必要があります。**

ハラスメントの相談窓口を知っておく

　ハラスメントは場所を問わず発生します。パワハラ、逆パワハラ、セクハラ、モラハラ、マタハラ、最近ではカスハラという言葉も出てきました。経験年数の高い看護師は、先輩がとても怖かった記憶がありませんか。新人の頃は日勤が続き、先輩より早く出勤しなければいけない、先輩が帰っていいよと言ってくれるまで帰れなかったり、先輩から業務できつく言われる、師長さんや主任さんに声をかけるなんてできない等々、そんな経験があったかもしれません。自分から先輩に質問をしたくても、自分で調べ、それでもわからないことがあれば勇気を出し先輩に質問する、そんな時代がありました。

　怖い思いを経験した看護師で「自分が先輩になったら、同じようなつらい思いをさせたくない」と考えて行動する人、反対に「後輩に対して同じように厳しくしないと」と考えて指導する人に分かれるように思い

ます。しかし、どちらの指導がハラスメントになるのかは、その先輩と新人との関係や受け取り側の感受性とも相まって、予想のつかないことなのです。

　実際、ハラスメントの悩みは、簡単に解決できる問題ではありません。看護管理者も、看護師も、多職種も皆「ハラスメント」にはかかわりたくありません。それでも、ハラスメントに巻き込まれた場合、第三者に相談することで状況が好転する可能性も期待できます。第三者は事実を客観的に確認しますから、そのときのために看護管理者は、公的な相談窓口の連絡先等を知っておくとよいでしょう。

引用文献

1) 公益社団法人日本看護協会編：看護職の倫理綱領．p1，公益社団法人日本看護協会，2021．

2) 厚生労働省：中小病院向けコンプライアンス体制構築のためのポイント，平成26年度厚生労働省医政局委託―医療施設経営安定化推進事業―，平成25年度病院経営管理指標．p57，2014．

3) Helmreich RL, Merritt AC：Culture at work in aviation and medicine, national, organizational and professional influences. p21, Routledge, 1998.

4) Flin R：CRM(Non-Technical)Skills—Applications for and Beyond the Flight Deck. Kanki, BG, Helmreich, RL & Anca, J eds：Crew Resource Management, 2nd edition, Academic Press, pp181-201, 2010.

5) 厚生労働省：医療安全管理者の業務指針および養成のための研修プログラム作成指針 令和2年3月改定．p8・9，2020．（https://www.mhlw.go.jp/content/10800000/000613961.pdf）（2025年3月14日閲覧）

6) 文献5）．p10．

7) Flin R, O'Connor P and Crichton M：Safety at the Sharp End：A Guide to Non-Technical Skills. Ashgate, Surrey, 2008.（ローナ・フィリン，ポール・オコンナー，マーガレット・クリチトゥン，小松原明哲，十亀洋，中西美和訳：現場安全の技術：ノンテクニカルスキル・ガイドブック．海文堂出版，2012.）

8) 公益社団法人日本看護協会：医療安全推進のための標準テキスト．p7，2013．（https://nurse.repo.nii.ac.jp/records/2000319）（2025年2月26日閲覧）

9) 清水裕士，荘島宏二郎：心理学のための統計学3 社会心理学のための統計学－心理尺度の構成と分析．誠信書房，2021．

10) L. コーン，J. コリガン，M. ドナルドソン編，米国医療の質委員会，医学研究所著，医学ジャーナリスト協会訳：人は誰でも間違える―より安全な医療システムを目指して．p1，日本評論社，2000．

11) 公益社団法人日本看護協会：看護職の健康と安全に配慮した労働安全衛生ガイドライン ヘルシーワークプレイス（健康で安全な職場）を目指して．p10，2018．www.nurse.or.jp/assets/pdf/safety_hwp_guideline/rodoanzeneisei.pdf（2025年2月18日閲覧）

12) 公益社団法人日本看護協会：看護職賠償責任保険制度，2025．https://li.nurse.or.jp/（2025年2月18日閲覧）

Chapter

5

多様な経験と能力をもつ
看護師の強みを活かす
人材マネジメント

· ·

▶ 中小規模病院の看護師の年齢層は幅広く、望む
ライフスタイルや価値観が多様なこともあり、
画一的な人材育成ではなく、ライフキャリアを
活かした育成を工夫しよう。

▶ 心理的安全性を確保しながら、看護する実感を
もてる機会をつくるだけでなく、報酬と連動し
た評価システムをつくろう。

Chapter 5

1 ▶▶ 異なるキャリアを認め合う雰囲気をつくる

臨機応変に対応できる人材を有効に組み合わせて、その対応力を活かす

　看護は患者さんがその人らしい生活を送るために、「生命力の消耗を最小にするようにあらゆる環境を整える」（F・ナイチンゲール）[注] ことですから、医学モデルではなく生活モデル（食事、排泄、睡眠、価値観、家族関係等々）を基本とします。生活モデルの考え方は、その人の生活（病気や障害を含めた）全体をみながら、その人らしい生活を送るための支援をすることです。

　生活モデルでは、身体的側面の健康レベル、精神的側面の感情や価値観、社会的側面の家族関係や仕事などの社会とのつながりを1つのシステムとみて、これらが相互に影響し合っているととらえます。看護師はこれらを総合的に、多角的に評価（個人と環境との相互作用に着目）して、一人ひとりの患者さんに合わせた看護を実践しています。

　つまり、看護は命を護る医療的側面である Science と、生活や人生を創造する Art（看護師の五感を通した観察・直感と思いやりの融合した技）の側面を融合させ実践するものです。年齢層が幅広く、異なる人生経験を有する看護師が多いことは、生活モデルを基盤とする看護を実践する際の大きな強みになります。看護管理者は異なるキャリアをもつ看

注）
✔ F・ナイチンゲールは、「看護とは、新鮮な空気、陽光、暖かさ、清潔さ、静けさなどを適切に整え、これらを活かして用いること、また食事内容を適切に選択して与えること：こういったことのすべてを、患者の生命力の消耗を最小にするように整えること」と語っている[1]。

護師の強みを組み合わせながら、その力量を十分に発揮できるような安全な職場環境を整えることが必要です。

しかし、最近は病棟や外来で患者さんや家族からのハラスメントや暴力などのトラブルを聞くことが多くなりました。患者さんの年齢や家族背景がさまざまなうえに価値観も多様化し、1人の看護師が患者さんの全体を丸ごととらえて看護することが難しくなっています。多様な価値観が交錯しているとコンフリクトも発生しやすく、状況を的確にとらえて臨機応変に対応できる能力が必要になります。

このような状況への対応は、新卒後すぐの看護師には難しいことが多いのですが、中小規模病院には看護の仕事のほかに、家庭や趣味、地域活動などのさまざまな経験や役割を積み重ね、年齢層も幅広い看護師が比較的多いため、臨機応変に対応できる人材がいます。しかし、多様な素材（人材）がそろっていても、それらを有効に組み合わせられなければ対応力として活かすことはできません。ここは看護管理者の力量によって差が出るところでしょう。看護管理者が看護師一人ひとりの能力を認めて引き出すことができれば、看護師個々の意欲が向上し、自らの成長につながる行動を各々が取るようになります。そうすれば、学習する組織へと変わっていくでしょう。

つまり、中小規模病院の看護部は、社会人経験後に看護師になった人、大学病院の経験のある人、准看護師で看護師を目指している人、時短勤務の人、日勤のみのパートの人、定年後の再雇用の人など、経験も年齢も生活背景も多様な人々で構成されています。看護が生活モデルを基本とし、価値観の多様化した社会で生きている患者さんや家族に対応するには、さまざまな人生におけるキャリアを有する看護師が多いことは大きな強みです。看護は生身の人間としての看護師が行うのですから、当然、さまざまな経歴をもつ看護師がいることは、さまざまな患者さんや家族に対応する幅が広がるということです。

看護管理者が、その部署全員のライフキャリアを把握し、それぞれの経験や強みを看護に活かしてもらえるようにすることができれば、看護の組織としては最強のものとなります。しかし、これは看護管理者が人材のバラツキを看護管理上のプラスとしてとらえる志向性がなければ成立しません。さらには、各人のライフキャリアをメンバーが知り、その異なるキャリアを認める、尊重するという雰囲気がないと有効には機能しません。まずは、看護管理者が率先して異なるキャリアの人たちを認めて尊重するというロールモデルになることが必要です。

ライフキャリアを看護のキャリアに活かす

そもそもキャリアとは何でしょうか。キャリアに関しては、心理学をはじめとしてさまざまな分野で多様な側面から研究されています。従来、キャリアとは「個人の経歴や職業」を意味していました。しかし、今日では、生涯発達心理学の考え方を基盤に、より広い概念としてとらえられています[2]。つまり、キャリアとは、単なる職業歴のことではなく、人が生涯をかけて築き上げていく、仕事や人生における経験の積み重ねであり、日本看護協会の看護職の生涯学習ガイドラインには「看護職個人が主体となって、仕事と生活の調和に応じて、自身が望む看護職としてのあり方を思い描き、その実現に向けて必要な生涯学習やその他の様々な経験を積み重ね続ける諸活動と、その積み重ね自体のこと」[3]をキャリア形成としています。従来の職業的なキャリアに偏ったとらえ方から大きく変化しています。その人の生活や生き方を踏まえたキャリアの考え方（＝ライフキャリア）になってきているのです。看護が生活モデルを基本とする以上、看護師個々が豊かなライフキャリアを有していることは中小規模病院の大きな強みです。

結婚・育児・介護等で仕事を中断することが看護師としてのキャリアの大きなマイナスと考え、自尊感情を低める人が多いのはなぜでしょ

う？

　「病院看護師として 3 年勤務して、結婚し、今、子どもが 2 人いて、育児と家事に専念しています。だんだん取り残されていく気がして。独身で仕事している同級生に会うと、皆、キラキラしていて、自分は取り残されているなぁって。子どもに手がかからなくなったら復帰したい…。でも、そのときに、自分が役に立つかどうか不安だし、キャリアを中断しても就職できるか。自分はキャリアを捨てたから…」と話した卒業生がいました。看護のキャリアを中断したことの後ろめたさと焦燥感が伝わってきて、とても悲しい気持ちになりました。

　また、「結婚して育児と夫の家業の手伝い、そして義理の両親の介護でずっと看護から離れて。もう、役に立たない看護師だし…。もう一度、看護師として仕事をしたいけれど病院は無理だし。でも、病院の看護師じゃないと価値がない！　と悶々としていたときにネット検索をしていたら、看護を学ぶということは病院看護師になるだけじゃないという先生の話を見て、高齢者関連の施設で仕事をしようかなと思ってお電話しました！」と卒業生から連絡があったときに、育児や介護の経験は家族を含めた看護をするときの大きな力になること、家業のお手伝いの経験はさまざまな人とのコミュニケーションの力になることを伝えたことがありました。この卒業生はその後、デイケアで仕事をしていると聞きました。「今、とっても楽しいです！　先生のおかげです！」という年賀状を見たときには、私のおかげではなく、あなたのこれまでの経験が看護に活きているのよ、と彼女の学生時代の顔が浮かんできました。きっと、同級生と比較して、ずっと低かった自尊感情は充実した日々に氷解しているのだろうと思って涙が滲みました。

　キャリア形成とは、仕事や学びを通して、どのように成長し、どんな自分になりたいかを考え、具体的な目標を立てて進んでいくことです。それは、認定看護師になりたい、管理者になりたい、教育者を目指した

いうことだけではなく、ジェネラリスト・ナースとして、「いつも優しい看護師さんといわれる人」でありたい、「ケア技術は誰にも負けない自分でありたい」等、いろいろあってよいのではないでしょうか。

ともすると、キャリアアップはスペシャリストとしての能力開発ととらえがちですが、それは違います。「いろいろあってよい」のです。異なるキャリアを認め合うということは、お互いが寛容になる、なれるということでもあるのでしょう。多様性を活かすマネジメントとは、人材の異質性（違い）といったものを認めることから始まるのですから。

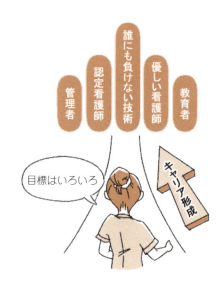

Chapter 5

2 ▶▶ 「生活者としての看護師」を 大事にしながら人材育成を図る

> 働きやすい環境を整え、成長を支援し、目標達成の ための機会を提供することが離職防止につながる

　私たちは、看護師という職業のほかに、女性として娘であり、妻であり、母である等々の生活者としての役割ももって生きています。男性も同じですね。つまり、24時間看護師としては働けないのです。当たり前のことです。しかし、現在の看護管理者は、仕事中心のキャリアを築いてきた人が多いのではないでしょうか。あるいは、若い看護管理者のなかには、諸先輩から「仕事がすべての優先事項である」との無言の圧力を受け、窮屈に感じている人もいるのではないでしょうか。

　最近は、ワークライフバランスという考えが医療の世界にも浸透してきました。ワークライフバランスとは、仕事と私生活の両方を指し、バランスの取れた生活を送ることです。育児休暇を取ることは当たり前になり、男性看護師が育児休暇を取ることに周囲も違和感を覚えることもなくなりました。

　しかし、まだまだ現実はそう簡単には変わりそうにないのも事実です。「育児や家事は女性の役割だから仕方がない」と育休明けの看護師から聞くことは多くあります。職場復帰する際に夫とどのように家庭内のことを分担するのかについて十分な話し合いがされていないのか、されたとしても日本社会のなかでいまだ当然とされる風潮を背負いながら復帰するケースは多いように感じます。

　しかし、看護師のワークライフバランスが実現することで、①自分を含めた家族の心身を健康に保つことができる、②休養を十分に取ること

5

多様な経験と能力をもつ看護師の
強みを活かす人材マネジメント

で、仕事の効率を高めることができる（➡疲労でインシデントを誘発することがないなどにつながる）、③家族や友人と過ごす時間に余裕ができ、人間関係が円滑になる（➡結婚率を上げ、離婚率を下げることにもつながるかも（笑））、そして、④専門職としての自分磨きの時間を確保できるようにもなるのです。もちろん、患者さんが急変したり、緊急手術になったりしたときなどは別です。先般のコロナ禍では家族への感染防止のために、何日間も帰宅しないで仕事をせざるを得ないこともありました。そのような場合には、専門職業人としての矜持をもって事に当たるのは当然です。

　また、ワークエンゲージメントという言葉もよく聞くようになりました。これは、仕事にやりがいを感じ、熱中して、活力を得ている状態のことです。看護師として、単に業務をこなすということだけでなく、一つひとつの業務に積極的に取り組み、工夫しながら質の高い看護を提供している人はワークエンゲージメントが高い人です。一般に、ワークエンゲージメントの高い状態にある人は、仕事への満足度や組織への帰属意識が高く（高い生産性と低い離職率）、ストレスが少ないとされています。つまり、生活者としての看護師を尊重し、働きやすい環境を整え、成長を支援し、目標達成のための機会を提供することは、離職防止にもつながるということです。

超過勤務は当たり前ではない

　あなたの病棟では、新人が出勤時刻の1時間前から日勤の準備をしていないでしょうか。いまだに、「出勤時刻の1時間前に病棟で仕事を始めるのは当たり前」という無言の圧力はないでしょうか。朝超勤（前残業という言葉も）として時間外勤務手当がつくところもあるそうですが、多くのところは出勤時刻前の1時間以上の超過勤務には手当がつかないのではないかと思います。

ずいぶん昔の話で恐縮ですが、私が臨床にいた頃のことです。朝8時15分からの勤務でしたが、7時前に病棟に入り準備をすることに何の疑問ももちませんでした。新人は仕事がまだ未熟だから超過勤務をするのは当たり前だし、超過勤務手当は申請できないという先輩の言葉にも何の疑問ももちませんでした。また、その後経験を積んでも超過勤務は当たり前という文化が看護師にはありました。

　でも、もうそんな時代は終わりました。まだそのような組織文化をもっているようでは、若い人は静かに去っていきます。看護師の仕事は変則勤務でありシフト制です。**次のシフトの時間まで食い込んで仕事をすることのないように業務整理をするのは、看護管理者の仕事です**。そうでなければ、**若い人たちは「時間で始まり、時間で終わる、残業の少ない」**職場へ去っていきます。

　同じ大学の異なる学部を卒業し、同じ総合病院の事務部と看護部に就職した新人同士が同棲していた話です。男性は事務部に、女性は看護部に看護師として配属されたそうです。彼女がいつも彼よりも1時間半以上前に自宅を出ていき、彼より遅く帰宅するにもかかわらず手当もつかないことに、彼はおかしいと言ったそうです。彼女もおかしいとは思

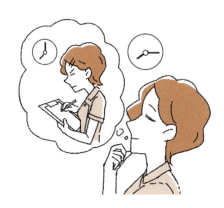

いながらも、先輩に指導を受けて行動していたのでしょう。彼女は2つの価値観の間で悩むことになり、その後、静かにその病院を去っていきました。

　かつて自分自身が出勤時刻の1時間以上前に出勤し、退勤時刻後の超過勤務も当たり前であった看護管理者には理解できない、したくないことでしょうが、頭を切り替え、勤務時間内に仕事が終わるような改善に力を注ぎましょう。つまり、**精神論で乗り切るのではなく、生産性を上げ効率化する方法を編み出すことに注力するのが看護管理者の重要な役割です。**

Chapter 5

3 ▶▶ 「看護している実感」をもてる 機会をつくる —心理的安全性を確保する—

> ✎ **看護管理者が日頃から一人ひとりの看護師を よく見て、記録しておくことが大事**

　育休明けの看護師から、「独身のときには、勤務時間内に終わらないのは当たり前だから時間配分をあまり考えたことがなかったけど、今は保育園のお迎え時間があるから、勤務終了時間から逆算して仕事配分をするようになった。仕事の密度はとても濃くなった気がする」と聞いたことがあります。また、「独身のときにも、患者さんの家族のことを考えて看護していたつもりだったけれど…。今は、もっと現実的に家族のことを考えて看護できる気がする」とも。この看護師は、結婚し子育てをしながら短時間勤務となり、仕事の密度が変わると同時に、看護を考える視座が独身時代とは変わり、さらにより良い看護をしたいと思ったそうです。

　また、ある看護師は院外の研修で講義を聞いたり、他病院の看護師とディスカッションする機会を得るなかで、自らの看護を振り返り、もっと患者さんにより良い看護をしたいと思ったと言います。それぞれが新たな視点・視座をもった結果だと思います。

　しかし、このような変化を言語化して、部署で共有する機会はあるでしょうか。あるいは、それを相互に認め合う場はあるでしょうか。看護師一人ひとりが看護実践を振り返る機会は、案外少ないように思います。病棟会議や患者さんに関するカンファレンスなどで、そのような機会があるでしょうか。このような看護師一人ひとりが自分の気づきを話しても大丈夫な雰囲気（心理的安全性）が部署にあるでしょうか。

5 ▶ 多様な経験と能力をもつ看護師の強みを活かす人材マネジメント

多くの病院で導入されている「目標管理」に伴う看護管理者と看護師の個別の定期的な面談は、その機会の1つになり得ます。この面談では、個人目標の達成度評価の妥当性と課題や今後に向けた修正等が行われますが、同時にその看護師の**看護管理者から見た評価できる具体的な看護場面もフィードバックしましょう。その場面について具体的にお互いに話ができれば、看護師は自分自身の看護を振り返ると同時に、上司である看護管理者に承認されたことで自尊感情が高まり、看護の実感を確たるものにすることができます。**そのためには、看護管理者は、日頃から一人ひとりの看護師をよく見て、具体的な場面を記録しておくことが大事です。

　また、**臨床研究は、看護を振り返ることができる有効な方法**です。楽しく臨床研究ができる組織風土をつくることが大切です。「臨床研究はしたくないなぁ」という声も聞こえてきますし、時間も予算もないからできないと聞くことがあります。しかし、研究する時間をつくるのは看護管理者の仕事です。予算は事務部等と交渉して捻出しましょう。これも、看護管理者の仕事です。それでもダメなときは、病棟看護師全員から会費を募るという方法もあります。会費を払うことで能動的にかかわる効果も生まれますし、その効果を他部門にPRして次年度の予算獲得に活かしましょう。**できないことを嘆くのではなく、どうしたらできるかを考えるのが、看護管理者の重要な役割**です。

　このように、**個々の看護師の視座を変えることで、離職理由としてあげられることの多い「ここでは忙しくて業務に流されて看護ができない」という実感のなさを変えることができるのです。**視座を変えると、物事の見方が変わり、新しい視点から問題解決やアイデアが湧き出てきます。視座を変えるためには、立場を変えたり（先の育休後の短時間勤務への変更等々）、多様な情報に触れたり（研修参加など）、環境を変えたり（新しいことを始めたり）ということが有効です。自身の看護実践

を「定期的に振り返る」ことや、「リラックスする」機会をもつこと、そういう場所（人）があることも効果的です。

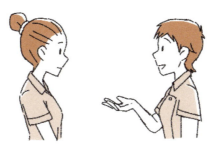

視座を変えるために心理的安全性を考える

　視座を変えるもう1つの方法に、リラックスして（この場が安全であるということが確認できるという意味）仕事ができる環境をつくるということがあります。最近では、「心理的安全」「心理的安全性」という言葉がよく出てくるようになりました。特に、新人教育においては重要なキーワードになりつつあります。

　エイミー・C・エドモンドソンは、その著書『チームが機能するとはどういうことか』において、心理的安全性を「関連のある考えや感情について人々が気兼ねなく発言できる雰囲気」[4]と定義しています。これは、互いが信頼し合い、尊敬し合うことを特徴とする職場環境を表す社会的構成概念であるとし、<u>心理的に安全な環境とは、信頼と尊敬の両方が特徴</u>であり、間違ったり支援を求めたりしても罰を受けることはないと信じることができる環境としています。例えば「快く相談を受け入れてくれる同僚や先輩、上司がいる」とか、「いつも業務が公平（職員一人ひとりの私的な状況や公的な状況を踏まえたうえでの業務分担）なように、休暇の取得が公平なように考えてくれる上司がいる」ことは、心

理的安全性につながります。

　病院という場は、先にも述べたように組織図に示されるような指示系統が1つではなく、看護部の組織、委員会組織、医師との関係等々とありますので、さまざまな場で心理的安全性を脅かされることが発生しやすい環境にあります。加えて、世代間ギャップによるミスコミュニケーションもあります。エドモンドソンは、人はチームで仕事をするなかで、次のような職場環境における対人リスクを感じると述べています[5]。

❶質問したり、情報を求めたりすると
　「無知だと思われる不安」
❷間違いを認めたり、支援を求めたりすると
　「無能だと思われる不安」
❸過去や現在の活動や仕事を批判的な目で評価すると
　「ネガティブだと思われる不安」
❹意見や情報や支援を求めると
　「邪魔をする人だと思われる不安」

　これを新人看護師に当てはめると、「前に教えてもらったことをもう一度聞くと先輩にどう思われるだろう」と不安になり、質問をためらうかもしれません。また、異動してきた人や中途採用の看護師が、部署で皆が行っている業務の手順に問題があると思っても発言しないのは、「事情を知らないのに批判ばかりするネガティブな人と思われる不安」があるのかもしれません。

　新人看護師には「知らないこと」を前提に教育を行いますが、異動や中途採用者で経験をもつ看護師が配属された場合には、「すでにわかっていること」として教育やオリエンテーションが不十分となりやすい現状があります。特に、欠員補充のために中途採用になった看護師へのオリエンテーションは省略されがちであり、そのことが不安を増強し、早

期退職へ結びつくこともあるので、注意が必要です。また、ローカルルールがある場合には、それを明文化しいつでも参照できるように管理し、新メンバーにも共有する必要があります。

　では、心理的安全性が確保された場合にはどのようなメリットがあるのでしょうか。これについてもエドモンドソンは、①率直に話すことが推奨される、②考えが明晰になる、③意義ある対立が後押しされる、④失敗が緩和される、⑤イノベーションが促される、⑥成功という目標を追求するうえでの障害が取り除かれる、⑦責任が向上するという7つをあげています[6]。どれも納得できることです。つまり、きまりの悪い思いをすることや他の人がどのように思うのかという不安も軽減され、ミスについて話し合うことがたやすくなり、目標達成に集中できるのです。

　このような、**心理的安全性が確保される組織風土であれば、思い込みではなく思いつきを拾えますし、異なる角度から俯瞰して看護を考えることができます**。この実現には看護管理者の影響が大きいでしょう。

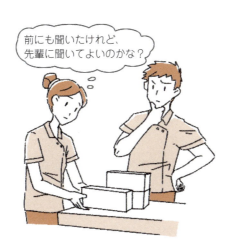

Chapter 5

4 ▶▶ 報酬と連動した教育評価モデルを
つくる努力をする

> 看護師の使命感に頼らず、やりがいや充実感をもって
> 働き続けられるようなシステムをつくる

　看護師は専門職として、生涯にわたり自己研鑽し続けることが求められています。これは専門職としての条件でもあります。そして何よりも、看護をより良いものにするためでもあります。そのため、各病院独自のさまざまな教育研修計画が立てられ、実施されています。

　多くの病院において教育研修計画は新人研修計画のほかに、目標管理を取り入れた方法やポートフォリオの導入、ラダーでの育成などが行われています（COLUMN ⑦、p100 参照）。これらの研修は勤務時間内に行われるものや時間外に行われるものがあります。これ以外にも、主に看護協会での教育研修制度やさまざまな業者が提供する e-learning を用いた講座があり、いずれも勤務時間外に行われているものが多い現状です。

　看護師は 24 時間 365 日、切れ目のない医療・看護を提供し続けるために努力するという大変真面目で勤勉な集団です。それゆえに、これまでは、時には私生活を犠牲にしても患者さんのためにと仕事をしてきた人がほとんどだったでしょう。それは、コロナ禍のなかで自身の家族を犠牲（私はこの言葉は好きではないのですが、あのときはこの言葉がぴったりでした）にしても奮闘する姿に現れており、看護師としての使命感を強く感じました。

　一方、社会のシステムや人々の意識は変化し、ワーク・ライフ・バランス憲章（内閣府、2007 年）ができ、仕事と私生活の位置づけの再考がトレンドになりました。2010 年からは、看護師の労働環境の改善

や多様な働き方を認めるような職場づくりを目指して、「看護職の WLB 推進ワークショップ事業」（日本看護協会）がスタートしました。多くの病院で取り組まれたのではないでしょうか。

　そして、2019 年には「看護職のキャリアと連動した賃金モデル〜多様な働き方とやりがいを支える評価・処遇〜」[7] が日本看護協会から示されました。ここには、専門職としてのキャリアを自ら選択して高めることができ、やりがいや充実感をもって働き続けられるよう、そして定着を促進し、多様な人材の確保、活用を図ることができるように、キャリアと連動した「看護職の賃金モデル」複線型等級制度が示されています。これは、単なる賃金モデルではなく、人事管理全体の基盤となる制度として「評価制度」「教育制度」「昇格・昇進制度」と関連した非常に考えられたモデルであり、素晴らしいものです（図 1）。

　例えば、従来のラダー制度による研修の多くは、レベルアップしても、認定看護師や専門看護師の資格を取得しても、ほとんど、あるいはまったく賃金には反映されず、時間外での研修に出席しても、ラダー研修をクリアしてレベルアップしても、何の見返りもないのが大半でした。「休みの日に研修に出ても、病院の会議に出ても、報酬はまったくない」とはよく聞く話です。現在も多くの病院がそのような状況ではないでしょうか。報酬は保証されず、「頑張りましょう！」という精神論で進めてきた人材育成からは脱却しなければならない時代に来ていることを、看護管理者はこれからよく読み取り、理解して認識しなければなりません。今後は、この日本看護協会が提示したモデルを各病院の実状に合わせながら、すぐには難しくても少しずつでも具体的に推進していくことが求められます。

図 1 「看護職の賃金モデル」複線型等級制度

等級		ステップ	職能段階	看護師キャリア開発ラダーのレベル例 看護師	助産実践能力習熟段階（クリニカルラダー）® 助産師	ステップ	職　位
	9等級					M4	看護部長
	8等級					M3	副看護部長
	7等級				レベルⅢ, Ⅳ （更新および職務・役割による組織への貢献に応じて等級決定）	M2	看護師長
等級	6等級	G5	熟練	レベルⅤ （組織への貢献に応じて等級決定）		M1－2	副看護師長^{注1} 主任^{注2} （副看護師長あるいは主任のみの場合職務・役割に応じて等級決定）
	5等級					M1－1	
	4等級	G4	中堅	レベルⅣ　最短必要年数3年	レベルⅢ		
	3等級	G3		レベルⅢ　最短必要年数2年	レベルⅡ		
	2等級	G2		レベルⅡ　最短必要年数2年	レベルⅠ		
	1等級	G1	新人	レベルⅠ　最短必要年数1年	レベル新人		

G：専門職群、ジェネラリスト　M：管理・監督職群、マネジメント　S：高度専門職群、スペシャリスト
注1）副看護師長：看護師長に属し、看護師長の職務代行者
注2）主任：副看護師長などのいる病院における主任、あるいは副看護師長－スタッフの中間職

📖 引用文献 ————

1) F・ナイチンゲール著，湯槇ます，薄井坦子，小玉香津子他訳：看護覚え書（第8版）．p15，現代社，2023．
2) 一般社団法人日本看護管理学会 学術活動推進委員会編：看護管理用語集 第3版．p96，2021．
3) 公益社団法人日本看護協会：看護職の生涯学習ガイドライン．p4，公益社団法人日本看護協会，2023．
4) エイミー・C・エドモンドソン著，野津智子訳：チームが機能するとはどういう

複線型人事※					
管理・監督職群			高度専門職群		
(参考) 認定看護管理者教育課程のレベル		ステップ	職務・役割（下記資格等は前提条件であり等級の決定は専門領域での職務・役割による貢献に依存する）		
			専門看護師	認定看護師	特定行為研修修了看護師
サードレベル修了および職務・役割による組織への貢献に応じて等級決定		S5	更新および職務・役割による組織への貢献に応じて等級決定	看護系大学大学院修士課程修了、更新および職務・役割による組織への貢献に応じて等級決定	看護系大学大学院修士課程修了、研修行為区分数および職務・役割による組織への貢献に応じて等級決定
	セカンドレベル修了および職務・役割による組織への貢献に応じて等級決定	S4			
		S3			
ファーストレベル修了および職務・役割による組織への貢献に応じて等級決定		S2			
		S1			

※ 職員の属性や組織内のキャリアなどの視点から職員を区分し処遇を管理する人事管理制度

公益社団法人日本看護協会：看護職のキャリアと連動した賃金モデル〜多様な働き方とやりがいを支える評価・処遇〜．p6, 公益社団法人日本看護協会，2019.

　　　ことか．p153，英治出版，2014.

5) 文献4）. p157.

6) 文献4）. p163・164.

7) 公益社団法人日本看護協会：看護職のキャリアと連動した賃金モデル〜多様な働き方とやりがいを支える評価・処遇〜．公益社団法人日本看護協会，2019.

COLUMN ⑦　　　人材育成の例

●目標管理を用いた人材育成

　個人（看護師）と組織（病棟、看護部、病院）の目標を連動させることで、個人の組織における役割と貢献を明確にして、個々の成長を促す手法。組織に対する自身の目標と役割を設定することで、帰属意識やモチベーションを高めることができる。目標達成のために必要なスキルや能力の獲得のための機会を明確にできる。

　定期的に上司と部下で目標達成度に基づいて評価面接を行うことで、評価の客観性と公平性を高め、課題の共有と解決策の検討ができる。設定した期間内に到達可能で、できるだけ明確に評価しやすい目標にする。可能であれば、数値目標を設定する。

●ポートフォリオを用いた人材育成

　ポートフォリオとは、個人が自身の経験や成果を１つにまとめたもの。仕事で得たスキルや知識、経験などの記録や調べた資料や参加した研修会等の資料を経時的にファイルなどに整理したものである。これは、自らが経時的に振り返ることが可能で、自己認識の向上に役立ち、キャリアパスを描きやすい。また、上司や先輩に提出して話し合うことで相互理解をしやすく、看護管理者は多角的にスタッフの能力を把握しやすい。一定の記録様式があると把握しやすい。

●ラダーを用いた人材育成

　ラダー（ladder）とは梯子のこと。段階的にスキルアップしていくための道筋を視覚的に表したもの。各レベルごとに、到達すべき目標やスキルが明確化されているため、モチベーションを維持しながら成長できる。客観的な基準に基づいた評価が可能であると同時に、看護師全体のスキルアップによって、組織全体の競争力の強化にもつながる。

5

多様な経験と能力をもつ看護師の強みを活かす人材マネジメント

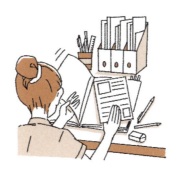

Chapter

6

中小規模病院ならではの人材確保の方法

‥‥‥‥‥‥‥‥‥‥‥‥‥‥

▶ 離職者が出たら欠員を補充することは必要だが、それ以上に、退職者を出さない工夫（人材の定着）と知恵を、部署の全員で考え、対策するという組織風土をつくろう。

▶ 新卒者を採用するには、実習とインターンシップの機会を活用することが効果的。実習指導や見学者への対応を工夫しよう。

Chapter 6

1 ▶▶ 働きやすい環境をつくる

人材確保は、採用すること以上に退職者を減らす（離職率を下げる）ことにつきる

　看護師の離職率は毎年若干の変動はありますが、全体で約17％前後、新卒では約10％前後です（図1）。この離職率は一般社会人と比べて高いでしょうか。看護師の方々はよく「看護の現場は離職者が多くて大変！」と言います。

　図2の新規学卒者の離職状況（厚生労働省）と比較してみてください。認識が変わりませんか。決して、看護師の離職率が飛び抜けて高いわけではありません。もちろん、現場では離職者が出ると大変なことは重々承知しています。しかし、看護管理者自身が「大変だー」と感情的になって思いを表出すると、それを見聞きしている周りの看護師のモチベーションはさらに下がります。

　「本当に、こんな時期に辞めるなんて何を考えてるんだろう」とか、「こんなに私が配慮していたのに、わからないのかしらね」などとはつぶやかないでください。つぶやきたい看護管理者の気持ちはよくわかりますが、つぶやきはマイナスの要素を含んで広がります。そうではなく、自分の病院や病棟ではどうして離職者が多いのかを、外部的な要素、内部的な要素を振り返りながら、冷静に検討することが重要です。

　女性が多数を占める職業集団なので、退職の理由が結婚、育児だといわれると納得はします。でも、一般職の女性も同じです。渡辺らの調査によると、「超過勤務の影響は離職の増加という形で現れることが多く、実際に超過勤務削減対策の実践報告においては離職率の低下をその

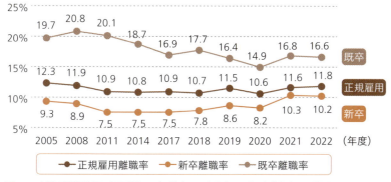

図 1　病院看護職員（看護師・保健師・助産師・准看護師）の離職率の推移

(注 1)　「看護職員」は、看護師・保健師・助産師・准看護師
(注 2)　フルタイムおよび短時間勤務の正規雇用職員
　　　　正規雇用看護職員離職率：総退職者数（定年退職を含む）が平均職員数に占める割合
　　　　正規雇用看護職員離職率＝2022 年度総退職者数／2022 年度の平均職員数×100
　　　　平均職員数＝（年度当初の在籍職員数＋年度末の在籍職員数）／2
(注 3)　新卒採用者離職率＝2022 年度新卒採用者の中での退職者数／2022 年度新卒採用者数×100
(注 4)　既卒採用者離職率＝2022 年度既卒採用者の中での退職者数／2022 年度既卒採用者数×100
公益社団法人日本看護協会：「2023 年病院看護実態調査」結果．2024．より

　効果として報告するものが多く、超過勤務の増加は病院の人材確保、看護職の健康やモチベーション、ケアの質の維持を困難にする可能性が高い」[1]と指摘しています。
　看護管理者であれば、超過勤務の影響が大きいということは、現場感覚として、「やはり」と思い当たるのではないでしょうか。渡辺らが指摘するまでもなく、超過勤務が続くことによって看護師の心身の健康を脅かし、仕事へのモチベーションを低下させ、インシデントやクレームが増えるなどの看護の質の低下を招くことは、実感としてとらえられていることでしょう。人材確保は、採用すること以上に退職者を減らすことにつきます。まずは、超過勤務を少なくする工夫を全員で考えてみることが必要でしょう。

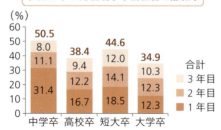

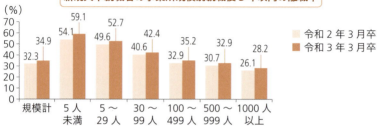

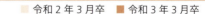

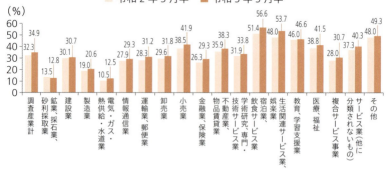

図2　新規大卒就職者の離職状況（令和3年3月卒業者）

(注)「合計」の離職率は、四捨五入の関係で1年目、2年目、3年目の離職率の合計と一致しないことがある。
(資料出所) 厚生労働省職業安定局集計

看護管理者が定時に帰る努力をする

超過勤務となる原因は一律ではなく、病棟の状況によって異なります。長い申し送り、転床数の増加に伴う仕事量の増加、入退院数の増加、手術数の増加や患者さんの手術に伴う病棟からの出棟や帰棟時間による影響、他部署（薬剤部や栄養部等）との連携不足、医師とのコミュニケーション不良、さらに、欠員による過重負担等々があります。また、本末転倒な話ですが、看護管理者がいつまでも病棟に残っているため、看護師が先に勤務を終えることを遠慮して超過勤務になっていることもあります。

これらは、業務、他部署との連携、コミュニケーション、人間関係を見直すことで解消できることがあります。欠員だからしょうがない、あの医師がいるからしょうがない、入退院が増えてきたからしょうがないと思う前に、**どう改善できるかを部署の全員で話し合いをしながら、全員を巻き込む形で改善できる工夫を考えていくことが重要**です。そのためには、まず看護管理者が効率的に業務をこなして、勤務する看護師たちに仕事を残すことなく、毎日定時で帰る努力が必要です。看護師は上司の姿勢に大きく影響を受けるのですから。**できないではなく、やるという意志をもって取り組むことが重要**です。

客観的なデータをもとに分析する

「今の新人ってメンタル弱いんだよね」。新人看護師が年度途中で退職したときなどによく聞く言葉だと思います。先輩看護師からすると、丁寧に指導したにもかかわらず期待を裏切られた残念感と、違う対応ができたかもという若干の後ろめたさがまじりあって出てくる言葉でしょう。

しかし、それで終わりにしないでください。なぜ、この新人が年度途

中で退職したのかという客観的な分析をしましょう。新人のせい、先輩や主任等のせいという「人のせいにしない文化」をつくりましょう（これは、現在の医療安全の考え方と同じです）。

　中小規模病院は小回りの利く組織だからこそ、客観的なデータを用いて分析しましょう。**出退勤データから新人の出退勤時刻、勤務帯の人数や手術件数や入退院件数等での繁忙度、決まった先輩との同一勤務帯の回数、インシデントの有無、勤務帯での死亡患者との遭遇とエンゼルケアの実施の有無、急変患者との遭遇等々の数字を客観的に整理すると、見えてくるものがあります。**

　新人には超過勤務をさせてはいけないと病棟で申し合わせをしていたはずなのにと、数字を見て驚くこともあります。また、死亡する患者さんに2回も遭遇（学生時代から一度も経験していない新人が大半です）していたけれど、そのときのメンタルケアを誰かがしていたのかどうか不明、ということもあります。決まった先輩看護師が同一の勤務帯にいたのかどうかの確認もデータからできます。

　このように分析し、部署で共有することは、自分たちの指導を客観的に振り返ることになり、次の退職者を出さないことになるだけでなく、自分たちの教育的能力の向上にもつながります。

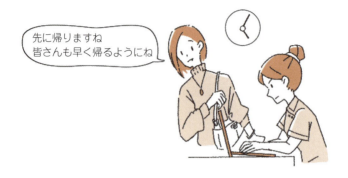

働きやすい雰囲気づくりは看護管理者の対応と工夫にかかっている

　勤務時間や休暇制度などの労働時間に関する環境整備と同時に、人間関係を良好に保ち、風通しの良い職場をつくることも看護管理者の重要な役割です。先にも述べたハラスメントが生じないように、看護師同士や医師を中心とする多職種間の関係には常に注意を払いましょう。医師を含む他職種や家族、あるいは患者さんからハラスメントに遭ったとき、看護師一人では言いにくいことでも、看護管理者なら言えることも多いものです。そのようなことを見逃さずに時機を失することなく行動しましょう。そうすることで、看護師との信頼関係も構築できますし、他職種からは一目置かれることにもなります。「師長さんが護ってくれる！」と看護師が感じてくれるだけで、看護師の心理的安全性が高まるだけでなく、部署の雰囲気も変わります。

　また、休憩室のスペースや仮眠室などのリラックスできる空間を整備しましょう（環境を味方につけて管理するのは大事です！）。整理整頓はもちろんですが、常にリラックスできる備品（形や色も含めて）を整備することも大事です。

　私はかつて、大学病院の副病院長をしていた際に、月に1度の院長回診で全病棟を回った経験があります。そのときに看護師の休憩室や仮眠室を見て回る機会がありました。同じようなつくりの休憩室にもかかわらず、雰囲気がまったく違うところがいくつもありました。「ここなら、リラックスできるなぁ。さすが○○師長さんの病棟だ」と感心すると同時に、気遣いの違いが環境づくりに大きく現れることを実感しました。このような病棟では退職者が少なかったのが事実です。

　また、病棟勤務をしていたときに、こんな経験をしたことがあります。英国で看護師として勤務した経験のある先輩が入職してきたことがありました。その先輩は「ティータイムのお茶を用意しましたから、ど

うぞ」と、ナースステーション近くの休憩室にティーポットに入れた紅茶とクッキーを用意し、交代で 10 分程度一息つくという工夫をしてくれたことがあります。それがとてもさりげなくて、とてもありがたく心温かく感じたものです。夕方、疲れてガサガサした気持ちに、素敵なデザインのティーポットとティーカップで小さな 1 枚のクッキーをいただいた記憶は忘れがたく、同時に、当時の看護管理者の柔軟な管理があったからこそ、大変忙しい病棟でしたが、働きやすい場所であったことを思い出します。資源や予算が少ないなかでも、看護管理者の創意工夫でできることはたくさんあるように思います。

　特に、中途採用者の場合にはそれまでの経験が活用できるように、看護管理者が中心となって、看護師たちがその経験を共有できるような機会をつくることも重要です。**中途採用者は経験者であるがゆえに、わからないことなどを周囲に聞くことや相談することを躊躇して悩みを抱えやすいので、仕事以外での看護師との相互関係の場をつくることも必要です。**ついお互いに、「中途採用者なんだから、経験があるのだから」と思ってそのままにしておくと、結果的にコミュニケーションがうまくいかないことがあります。

　中途採用者の場合でも、キャリアを考えた教育体制があることは安心につながります。慣れるまで、同じような教育背景をもつ看護師と一緒に動いてもらうようにするなどもよいでしょう。同期の入職者との交流の機会等をつくることも大切です。

業務の効率化と待遇改善への働きかけ

　業務を効率化して、超過勤務を減らすことや安全に看護行為が行われるように配慮した病棟では、退職者は少ないでしょう。いまだに長時間にわたり申し送りをしているところはないでしょうか。ここは工夫が必要です。

また、各種のマニュアルは整備されていても、適宜見直しが行われているでしょうか。特に、中途採用者の多い中小規模病院では、誰が見てもすぐに理解できるマニュアルの整備が重要です。今は、どこでも携帯電話のカメラで写真を撮ることができ、それをパソコンに取り込むことができます。文字ばかりのマニュアルよりも、写真を多用したり、マニュアルも電子化して、新入職者などが写真や動画でいつでも確認できるように整備しましょう。看護管理者が不得意でも、得意な看護師は必ずいますので依頼するとよいと思います。電子データであれば、修正も早くできて便利です。

　いわゆる、給与や福利厚生に関しては、看護管理者として意見を言えないと考えている人も多いのではないでしょうか。病院の経営者が決めて人事課が管理しているので、とあきらめていませんか。もちろん、看護管理者が決め、変更できる権限はありません。しかし、看護師一人ひとりの声を身近で聞いて把握しているのは看護管理者です。最初からあきらめるのではなく、データを集めて整理して人事課や経営者に提案することはできます。そのためのデータ集めをする際には、看護師一人ひとりに目的を説明して、データ提供を求めたり、データ収集をお願いすることも必要です。

　看護管理者が、自分たちのために必死にデータを集めて上層部に交渉してくれていることがわかれば、結果が思わしくなかったとしても、看護管理者への信頼は増します。それだけで、離職を考えていた人が「この師長さんのところで、もう少し仕事しようと思った」と語ってくれたこともあります。もちろん、成果が上がればよりラッキーです。

　病棟勤務の男性看護師を手術室に異動させようとしたときです。その看護師は妻と幼児の3人家族でした。子どもがまだ小さいので、夜勤が少ないほうがよいと聞いていた看護管理者は、手術室の将来の人員計画を見据えて、さらには私生活への配慮のつもりで、男性看護師に手術

室への異動を打診しました。しかし、その男性看護師は、夜勤がないのはうれしいが（オンコールはありますが）、夜勤手当がなくなると生活が苦しくなるので異動したくないと言ったそうです。

当時、その病院では手術室手当がありませんでした（オンコール手当はありました）。調べてみると、病棟勤務よりも夜勤手当がない分、手取りの給与が少なくなることがわかりました。

そこで、その看護管理者は早速周辺の病院の手当を調べて、データを整理し、さらに手術室に関する看護の将来計画も合わせて理事長と人事課長に説明しました。すると結果として、周辺病院のなかで最も高い手当を付けることに成功したのです。これは一例ですが、医療費補助の制度や健康面をサポートする制度など福利厚生に関しても、病院独自のものをつくるのに奮闘している看護管理者がいる。

もちろん、有給休暇の取得を推奨し、取得しやすい雰囲気やシステムをつくることも大事ですし、国の育児・介護休業制度を活用するだけでなく、病院独自の制度なども充実させることも必要です。実際、夜勤手当や残業手当の充実を図ったり組み合わせを工夫したり、独自の育児支援制度として3歳未満の子どもを養育する親の夜勤を免除または軽減している病院があります。

看護管理者は、看護師のライフスタイルに合わせた勤務（勤務形態の見直し、夜勤免除や時短のシステム）や、有給、看護休暇などを取りやすくするなど、日本看護協会などが紹介している各病院のシステムや近隣の病院の状況などを常にキャッチしながら、自部署の改善を進めましょう。そのためには、看護管理者が常に看護師一人ひとりの働き方を注視しながら、病院や病棟単位でできる工夫について、いつも思いをめぐらせることが必要になります。

社会は急激に変化をしています。それにともない、特に若い看護師の考え方・価値観も変わってきています。自部署で仕事をする一人ひとり

の価値観を十分に把握して、そのうえで、**全員の力を結集し、チーム全体を巻き込みながら改善を進めることが大事です。**

6

中小規模病院ならではの
人材確保の方法

Chapter 6

2 ▶▶ キャリアアップ支援をとおした働きがいをつくる

> 看護師一人ひとりのキャリア形成へのニーズが異なることを把握し、働きがいがあると思える職場づくりを目指す

　これまで述べてきたように、中小規模病院には年齢も経験もさまざまな人が多く、就職の動機もさまざまです。子育てや介護のために時間が割かれるために、自分自身のキャリアアップについては当面余裕がない人がいる一方で、認定看護師の研修や特定行為研修などを積極的に受けたいと考えている看護師もいます。

　看護管理者は、一人ひとりのキャリア形成に関してのニーズを把握することが大事です。そのうえで、その看護師にあったキャリアパスを考えたり、現在は、私的な事情でキャリアプラトー（キャリアの停滞）状態にあることを認め合うことで、信頼関係が構築されて、働きがいが生まれることにつながります。

　つまり、**看護管理者に今の状況を認めてもらえているという安心感を、一人ひとりの看護師がもてるような環境を整えることが重要です。**そのため、上司からの丁寧なフィードバックがとても大切になります。定期的な面談の実施と、建設的なフィードバックを行うことで相談しやすい雰囲気をつくり、信頼関係を築くことで働きがいも生まれます。

専門職としての使命を確認できる機会をつくる

　看護師は、「看護職の倫理綱領」に基づき使命感をもって仕事をしています。しかし、つい日々の忙しさに不満が蓄積し、使命感が薄れていくことがあります。そして、それが積み重なると不満が充満し、退職に

114

つながったりします。

　看護管理者は、部署の空気が悪いときには、換気をすることが必要です。部署の換気ができるのは、看護管理者です。常に、自分たちの使命を確認できる機会や場を看護管理者はつくり上げましょう。それは、看護管理者としての責務です。

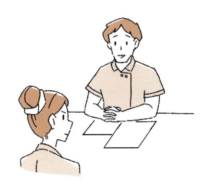

Chapter 6

3 ▶▶ 実習指導やインターンシップで採用を効率よく進める

> 看護師以外も含めた全職員で対応することで
> 経費を抑えた採用活動になる

　新卒の採用活動には、「就職合同説明会への参加（業者主催が多い）」のほか、「病院見学・説明会の開催」「インターンシップの実施」「看護基礎教育機関への訪問」「看護基礎教育機関からの実習受け入れ」「奨学金制度の実施」などがあります。

　学生たちは、インターンシップや実習の際に、職員の人間関係や雰囲気をよく観察しています。インターンシップから戻ってきた学生から、「就職希望の病院で、はじめの看護部長さんの説明はすごくよかったので、やっぱり就職したいと思って病棟へ行ったら、看護師さんたちの雰囲気が暗く、質問してもちゃんと答えてくれなくて…。あの病院に就職するのはやめようと思っています」との報告や、「実習に行った病棟

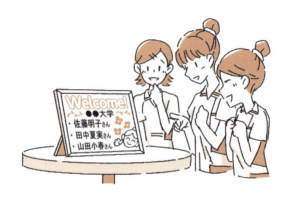

で、看護師さんがここは超過勤務が多いから就職はやめたほうがいいよと言われた」などと聞くことがあります。

一方で、インターンシップで素敵な看護部長や看護師に出会って、病院への就職を決めたと報告に来る学生、実習の初日に学校名と学生全員の名前がフルネームで書いてあるウエルカムボードがナースステーションのカウンターに飾ってあったことに感激し、この病院に就職したいと思ったと話す学生もいます。このような細やかな対応ができるのは、中小規模病院だからこそでしょう。

新卒者には、業者主催の病院説明会よりも、インターンシップや実習での体験が、就職への大きな動機づけになります。新卒者が就職先を選ぶ絶好のチャンスととらえて、看護師以外も含めた全職員で対応することで経費を抑えた採用活動となります。

また、新卒者は技術的不安が大きいので、説明会などでは継続教育の具体的方法について説明することも効果が大きいものです。過去のOJT[注] の場面をわかりやすくスライドなどにまとめたり、教育担当看護師から直接話を聞く機会を設けたりすると効果的です。

中途採用者には「新聞等や地域広報等への広告掲載」「ナースセンターの利用」「有料職業紹介事業者の利用」などが効果的です。「ホームページ」は新卒・既卒を問わず閲覧します。ホームページから受ける看護部の印象の良さ（明るい雰囲気とか）で応募してくる人もいます。さまざまな働き方を紹介して、入職後の自分がイメージできる工夫が必要になります。ホームページを見て、この病院なら楽しく仕事ができるか

注）

✔ OJT：On the Job Training。現場で実務を通して知識や技術を身につけさせる人材教育のこと。個人の能力にあった指導ができ、コミュニケーションを円滑にするメリットがあるが、具体的な方法は部署によって異なることが多く、その指導の質や進度に差が出やすい。また、担当看護師の負担が大きいため、OJT 担当看護師のスキルアップにもつながるという内的・外的な動機づけが必要である。

も、と思わせるようなつくり方が必要です。

　また、既卒者の場合には見学の際に、有給休暇の取得率や超過勤務の有無などを聞かれることが多いので、常にデータは準備しておきましょう。さらに既卒者には、日頃から、業務改善をしていることもアピールしましょう。その際に、改善したことのグラフなどがあるとより効果的です。

引用文献

1）渡辺真弓，宗像舞，山内慶太他：病院に勤務する看護職の超過勤務の要因．日本看護科学会誌，44，308-316，2024.

Chapter
7

セルフマネジメント
しながら管理する

・・・・・・・・・・・・・・・・・・・・・・・・・・・・・・

▶ 目標を達成するために、病棟や病院にバラバラ
に存在しているあらゆる情報・データを集めて
分析・解釈し、体系的に整理して「ここぞ」と
いうときに冷静に交渉等に使おう。

▶ 看護管理者自身のセルフケアを習慣化させ、仕
事のパフォーマンスを上げることで、チーム全
体の士気を上げよう。

Chapter 7

1 ▸▸ 情報と感情のコントロール

データを分析し冷静に活用してこそ成果が出る

　看護管理において「ヒト・モノ・カネ・情報」の重要性については、これまでの章でも述べてきました。しかし、実際には「ヒト・モノ・カネ」については、病院という組織の中で看護管理者の判断だけで決めることは困難です。**看護管理者自身がさまざまな情報と知恵を働かせて、機会をとらえて理事長・院長や人事課などと交渉することで、「ヒト・モノ・カネ」を得ることができます。この際に重要な力となるのが「情報」**です。

　情報とは、臨床にあるさまざまなデータを解釈して、体系的に整理したものです（構造化する）。臨床には、患者さんの入退院数や看護師配置数、勤怠に入力された勤務時間数、インシデントの数、手術件数などの数値データが、バラバラな状態でデータとして存在しています。これらから、どのような状況のときにインシデントが増えているか、バラバラなデータを組み合わせて分析して構造化したものが「情報」になります。それらの情報から、退職者や病欠者の数、手術件数や入退院数の増加とともに超過勤務時間が増え、インシデントも増えていることがわかれば、それをさらに図表などにして見える化し、人員増を交渉する資料にすることができます。

　退職者が増えて看護師が疲弊し病棟が大変なので（回らないので）、人を増やしてくださいという、「大変です！　看護師が疲弊しています！看護師を増やしてください！」といった感情的な交渉は避けましょう。

それでは、きっと、うまくいきません。データを分析し、わかりやすい情報にしたうえで交渉しましょう。

　また、院内のさまざまな医療チームの会議においても、常に看護部全体のデータや部署ごとのデータを、その医療チームの目的に沿って活用できるように、かつ、必要時にはいつでも提供できるように（ここは大事なポイントです）、情報化しておきましょう。情報を活用するには、タイミングが重要です。例えば、患者サービス向上委員会の委員であれば、看護部全体でのクレーム件数とその内容、その反対の感謝の手紙（患者さんや家族からのお礼状や口頭でのお礼も含めて）等の内容（数値データと質的データ）を常日頃から集約する仕組みをつくり、データを集めて分析して情報化しておくようにします。そうすると、具体的に病院全体でどのようなことに取り組めばよいのかが見えてきますし、会議ではその情報に基づいた提案が時機を失することなくできます。

　このように、臨床にある無数のデータ（数値データや観察等から得られる質的データなど）は目的に沿った情報にしてこそ、病棟の看護師間や院内医療チームの多職種間、病院全体で共有できるものとなります。看護管理者は、ある目標を達成するためにはデータを集めて分析し、「ここぞ」というときにこそ冷静に活用しましょう。

　情報の活用時だけではありませんが、**看護管理者は職場においては常に感情を適切に表現することを心がけましょう。看護管理者の感情的な言動は、しばしば誤解や混乱を招きます。**そのため、自分の感情をコントロールし、適切な方法で数値を用いて具体的に表現しながら事にあたることが重要です。時には「仕事だから」「役割だから」と前向きに割り切りながら感情のコントロールをしましょう。

感情のコントロール

　病院のホームページをみると、看護部の方針として「笑顔、明るく、

優しく、丁寧な」などの言葉が多く使われています。これは、組織のイメージアップはもちろんのことですが、患者さんや組織内の人々との円滑な人間関係を構築するために大事であり、かつ看護師に求められることでもあります。看護管理者は、このような帰属する組織が求めることや「看護職の倫理綱領」に基づき感情や態度をコントロールすることと、そのロールモデルにもなることが求められます。

　しかし、一方で、看護管理者は怒りの気持ちや落ち着かない気持ち、不安な気持ちなどの本当の自分の感情とは異なる「笑顔、明るく、優しく、丁寧な」表現をしつづけることで、情緒を消耗し、ストレスをため、それが行き過ぎるとバーンアウトの一因にもなります。これに対処するには、そのようなとき（怒りが込み上げてきたときや感情が高ぶってきたとき等）に、「まず、ひと呼吸」と自らの心の中で言い聞かせる習慣を身につけましょう。込み上げる感情に、自分で気がつけるようにしましょう。「あっ、私、今、怒っている！　感情的になっている」と。「落ち着け！　落ち着け！」と自問しましょう。

　ちなみに私は、そのような感情を抑えられないようなときには、右足の親指に思い切り力を入れてその部分に意識を集中させることで、気持ちを落ち着かせて、冷静な対応を心がけています。また、ある友人は怒りが込み上げてきたときなどには、右手で左手の親指と人差し指の間を思い切り爪で押して、そこに怒りなどの意識を集中して、努めて冷静に対応すると言っていました。

　それぞれ、感情のコントロールが難しくなったときに対処する方法をもつことが大事です。自分なりの対処法を見つけると、次第に、感情的になっている最中に、感情的になっている自分をその場で俯瞰しながら対応できるようになるものです。

　一般的には、呼吸法やリラクゼーションなどの方法やアサーショントレーニングを受けることで対処法を学ぶということもあります。さらに

は、同じ看護管理者同士や上司に相談できる体制の構築も必要でしょう。また、日頃から「夢中になって本を読む」「無心に何かをつくる」「無心に遊ぶ」こと、つまり何物にもとらわれずに自由に、何かに集中できること、物があることで、ストレスから完全に離れる機会をつくることで、自分の感情を安定させることができます。計画的に、意図的にそのような機会をつくるのも感情のコントロールには有効です。

バーンアウトを回避する

バーンアウト（燃え尽き症候群）とは、心身ともに疲弊して、仕事や活動に対して意欲を失い、仕事や生活を遂行することが困難な状態になることです。具体的には、何もしたくなくなり、休息しても疲れが取れず、注意力の低下によってミスを連発し、常に漠然とした不安感で落ち着かない気持ちを抱え、睡眠障害や体調不良などの心身に支障をきたすことなどです。仕事で心身に過剰なストレスがかかり、夜眠れない状態が続くときは、多くの場合、要注意です。自分のストレスサインを認識して、できるだけ早く対処することが必要です。

バーンアウトを起こす人には、完璧主義の人が多いともいわれます。まずは、事に対して「ほどほどに」「なんとかなる」「役割だから、冷静に」等と自分自身に話しかけながら、**ストレスと心理的な距離を取るようにしましょう**。可能であれば、「旅行に行く」「仕事・部署を変える」などして、一定期間（あるいは、永続的に）**ストレス源から時間的・物理的な距離を取りましょう**。さらには、信頼できる人に相談したり、上司や同僚とコミュニケーションを取る、必要であればカウンセラーなどに相談するなどして、**ストレス源に対する自分自身の認識を見直しましょう**。また、長時間労働を是正し（勤務時間内に仕事を終える）、仕事とプライベートの境界を明確にするようにすることが大切です。仕事以外の時間を大切にし、趣味や家族との時間を確保し、リフレッシュす

ることも必要です。

　私自身、仕事のストレスによって、常に漠然とした不安感を抱え、下
痢を頻繁に起こし、常に倦怠感があり疲労が取れず、食欲もなくなり、
凡ミスもするようになり、夜眠れなくなったことがあります。しかし、
渦中にいる私自身は知識があるにもかかわらず、これがバーンアウトの
徴候とは気づきませんでした（認めたくなかったのかもしれません）。
友人に眠れないことを話し、とりとめもない話をしているうちに、「大
丈夫？　うつっぽくない？」と言われた言葉を否定しつつも、「はっ」
としたことがあります。

　とりあえず、休日に一人で温泉に行くことや、美術館に行って絵を眺
めて終日過ごすなどというでき得る対処行動をとりました。さらに、タ
イミングよく、職場から 10 分ほどにあった自宅を、車で 30 分ほどの
距離にある場所に移すことができました。そのときに、ストレス源から
物理的な距離が伸びて、とても気持ちが楽になっている自分を発見しま
した。同時に、哲学書や自己啓発書を読みあさり、「人は変えることは
できないけれど、自分は変えることはできる」ことに思い至り、暗い
トンネルから抜け出したことがあります。

Chapter 7

2 ▶▶ モチベーションの維持

自分自身の意志だけでなく、環境の力も借りてみよう

　言うまでもないことですが、看護管理者のモチベーションを維持し、さらに高めることは、組織の活性化に不可欠です。その逆もしかりで、組織が活性化しているときには看護管理者のモチベーションもきっと高いことでしょう。このような好循環を維持したいものです。しかし、欠勤者が続く、インシデントが増える、何度説明しても自分の意見を取り入れない看護師がいる、他職種と軋轢がある、上司に叱責されるなどということがあると、誰でもモチベーションは下がります。

　モチベーションをどのように維持しながら仕事をしていくのかは個人によって異なりますが、努めてポジティブな言葉を使うことは効果があります。失敗しても、「七転び八起き」「災い転じて福となす」などの言葉を想起して、この失敗を、このトラブルを自部署の目標達成のために「どう活かすか」ととらえる思考トレーニングを、常に自分に課すことです。

　「七転び八起き」「災い転じて福となす」などの言葉でなくても、自分を励ます、あるいは好きな言葉を自分がいつも目にするところに紙などに書いて貼っておくのもよいでしょうし、スマホに保存しておくのもよいでしょう。そうすれば、思考もおのずとポジティブになります。なぜなら、思考は言葉になり行動になるからです。

　これは、自分自身の意志の問題につながりますが、環境の力（そのような自分を励ます言葉の紙などを貼ることなど）も借りましょう。この

7 セルフマネジメントしながら管理する

ほかにも、休憩やリフレッシュの機会をつくることや周囲とのつながりを広めたり強めたりすることで、環境を味方につけたモチベーションの向上を図りましょう。また、組織が何をしてくれるのかを望むよりは、自分がこの組織のために何ができるのかを考えるほうが楽しく仕事ができ、モチベーションを上げることができます。

　看護管理者自身がモチベーションを維持するためのセルフケアを習慣化することで、仕事のパフォーマンスが上がり、ストレスが軽減し、その結果、チーム全体の士気も向上するようになります。看護はチームという相互作用の場で行われていますから、看護管理者の仕事へのモチベーションが周囲に波及する範囲は、考えている以上に大きいことを理解しましょう。

看護管理者である自分のケアは自分がする

　ちなみに私は料理をすることが好きで、それを喜んで食べてくれる人がいることでストレス解消の1つになっていた時期があります。仕事でどんなにモチベーションが下がっていても、「さあ！　おいしいご飯をつくろう！」と料理に集中していると嫌な気持ちを忘れるのです。そして、その後の家族からの「おいしい！」という言葉でエネルギーチャージをしていました。しかし、その相手がいなくなってからは、1人で温泉に行って誰とも話をせずに、ゆっくり音楽だけ聴いて帰ってく

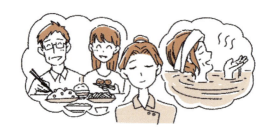

る、仕事とはまったく関係のないベストセラーになっている本を何冊も何冊も集中して読む、そうすることで、不思議にくよくよして下がっていたモチベーションが上がってくるのです。

　皆さんも、自分のモチベーションをどう維持するのか、誰も考えてはくれないので、自分でぜひ探してください。看護管理者は自分のケアは自分がするのです。そうでなければ、あなたのモチベーションの低下は、部署全体のパフォーマンスを下げることにつながるのですから。

Chapter 7

3 ▶▶ ユーモアのセンスを磨く

患者さんに効果があるだけでなく、看護師自身のケア能力も高まる

　看護管理とユーモアとは、いったい何の関係があるのかと思われる人が多いことでしょう。私もそう思っていました。医療の現場は緊張の連続の場所ですから、ユーモアなんて！　と。ところが、30年前ほど前に大学院の授業の参考図書として紹介されたアメリカの老年看護学の本に"humor"という章があり、驚くと同時にとても感心し、このようなセンスを磨くことの大切さに思い入りました。しかし、同時に、自分自身はもともとまったくユーモアのセンスがないので難しいとも思いました（私を知る人であれば、まったくユーモアのセンスがないことはよくご存じのことでしょう（笑））。

　しかし、ユーモアは笑いとも大いに関係し、笑いは人の免疫力を上げることが証明されるようになり、ユーモアの重要性が認識されるようになりました。ユーモアとは辞書によれば、「人の心を和ませるようなおかしみ。笑いを誘うしゃれ」とあります。そこで私は、ユーモアのセンスはなくても、コミュニケーションを取るときに笑いが出ればよいと考えるようになり、センスのなさを嘆くことはないのだと思うようになりました。

　高柳はその著書『癒しの国のアリス』[1] の中で、「私たちは『手術をして、治している』と思っているけれど、治すのは自分（患者）の力なのだ。これからの医療は、私たちがする治療と自己治癒力をいかに高めるかというところに医療のポイントがある。自己治癒力を高めるには、看

護の力が必要である。自己治癒力を高めるように、患者さんの力を引き出すこと、これができるのが看護である。笑っていると免疫能は上がる。だから現場で患者さんのそばにいる看護師が笑わせて、できるだけ自己免疫力を上げてほしい」と述べています。F・ナイチンゲールの考え方と同じですね。

　これは、患者さんに対してだけでなく、看護師や看護管理者に対しても効果を発揮します。相互作用のなかで生じる笑いはポジティブな感情と強くかかわるため、相手である患者さんだけでなく、話している人自身の活力が増したり、緊張感が一瞬解けることによって、視野を広げたりすることができ、仕事の効率を上げるのみならず、その人のストレスの解消にもつながるのです。笑いは、内面の緊張を軽減し、ストレスや苦悩を低下させ、自尊感情を高めて心理的な安定にもつながることが多いのです。笑いには「クスクス」「ゲラゲラ」などとバリエーションがあります。その場の状況に合わせて意識したいものです。

ヨーグルト好きですか？

　認知症の高齢男性で、食事をしたにもかかわらず、自分の食事がまだ来ないとナースコールを何度も押してきて、さらには、病室から怒鳴り声が聞こえているのですが誰も行こうとしないのを、新人の看護師が困り果てて恐る恐る病室に行ったということがありました。ベッドサイドに行った途端に、患者さんに大きな声で怒鳴り散らされて身がすくんだそうです。「〇さん、もうご飯は食べて、お膳を先ほど下げましたよ」と説明すればするほど怒りが収まらない様子だったそうです。もう、泣きそうになったと、その新人看護師は言っていました。

　しかしそのとき、新人看護師がふと足元のごみ箱を見ると、食事のときに食べたであろうヨーグルトが目に入り、とっさにそのヨーグルトの空のカップを取り上げて「これ、おいしいですよね。私、ヨーグルト大

好き！　今朝は●●ヨーグルトを食べてきたんです。コンビニでもいっぱい種類あるから買うのも食べるのも迷っちゃいますよね。○さんもヨーグルト好きですか？」と怒鳴られないかとビクビクしながら、できるだけの笑顔で言ったそうです。すると、「おっ、好きだよ！　お前も好きか！」という答えが返ってきたそうです。もう夢中で（内心ビクビクしながら）、ヨーグルトの話で盛り上がり、○さんの怒りはどこかにいってしまい、笑いながら病室を出たそうです。そして、その日は一日中、その患者さんからナースコールはなかったそうです。

　これは、臨床で実際にあった一例です。このほかにも、いわゆる機転を利かせて、その場の困難な状況や緊張感の高まりのなかを和ませることを無意識にやっている看護師は多いでしょう。この新人看護師も窮地に追い込まれ、とっさに取った行動です。この行動の意味を振り返り、後の看護につなげることができれば、さらに素晴らしい看護師に成長するでしょう。

　しかし、残念ながら病棟ではこの話はできなかったそうです（その新人看護師は、先輩たちが対応に苦慮している○さんと笑顔で話ができたことを伝えて、変な目で見られたくなかったとのことです）。このようなことを見極めてサポートするのも、看護管理者の重要な役目です。こ

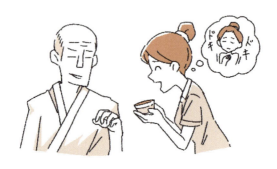

の例にあるように、患者さんとのコミュニケーションに笑いが介入することで患者さんに笑いを誘う効果だけでなく、看護師自身のケア能力を高めることができます。

Chapter 7

4 ▶▶ 日々 "起こること" を概念化して 考える

目に見える実態を、 目に見えない概念としてとらえなおす

　概念化と聞くと、すごく難しいことだと考えるでしょうか。自分には あまり関係がないと思うでしょうか。あるいは、自分は概念化して考え ることはできないと言うでしょうか。

　しかし、**常に周りで起きていることを、「なぜそうなるのか？　この 現象はどうして起こっているのか？」と問う習慣を続けていくうちに、 臨床で日々起こっていることを俯瞰して眺め、考える能力、本質を見抜 く能力が身についてきます。**それが「概念化する」ということです。

　概念化能力とは、個別・具体的な物事（事象）を抽象化し、体系的に 整理する能力です。臨床ではさまざまな問題（事象）が日々生じていま す。看護管理者はそれらに個別に対応してしまいがちですが、個々の意 味を洞察していくと、バラバラに見えていたことに共通することがあっ たり、その関係性が見え、個々の問題に共通した原因が明らかになりま す。関係性が見え始めると、苦しかった気持ちがいくぶん楽になりま す。

　つまり、目に見える実態（例えば、離職者が増えてきた、新人のメン タルヘルスが阻害されて欠勤が続くなど）を、目に見えない概念（この 部署の全看護師のコミュニケーションがうまくいっていないのではない か、また、その機会がないということかなど）としてとらえなおすこと で、個々の事象に対応するのではなく、その本質的原因に対処できるよ うになり、個々の事象に振り回されるという看護管理者のストレスは軽

減されます。

　<u>概念化は、単に情報や事象を整理するだけでなく、そのことの意味をより深く考えることになるため、看護管理者にとっては、何が根本的な本質的な問題であるのかを把握でき、創造性をも高める重要なスキルです</u>。つまり、看護管理者は日々複雑な課題や情報の過多に悩まされ、個々の事象に振り回されて仕事でストレスを感じることが多くありますが、概念化はこうした複雑なものを単純化し、全体像を把握する方法です。概念化することで、「ああ、こういうことだったのね。納得！　納得！」と思うことができ、ストレスは軽減します。つまり、いわゆる「スッキリ」して、なんとなく不思議なうれしい気持ちが湧き上がってきます。

　看護管理については、ロバート・L・カッツのマネジメントに必要な能力（図1）がよく引用されるので、ご存じの方も多いことでしょう。業務遂行能力としてのテクニカルスキル、対人関係能力のヒューマンス

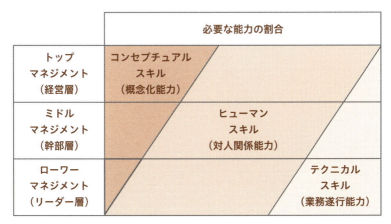

図1　マネジメントに必要な能力

ロバート・L・カッツ：スキル・アプローチによる優秀な管理者への道．ダイヤモンド社，1982．

キル、そして概念化能力としてのコンセプチュアルスキルがあり、このコンセプチュアルスキルはローワーマネジメントからトップマネジメントへと昇るにつれて必要性が大きくなることを示しています。段階的にそれぞれに求められるスキルの大きさが違うことを示しています。

しかし、このモデルは、医療・看護に関するものではありません。看護は専門職ですから、私は、看護管理者はこれに「プロフェッショナルマインド」を加えて、図2のように考えていく必要があると思っています。そして、カッツのように段階ではなく、その役割によって、プロフェッショナルマインドを含めた4つの三角形の色が濃くなったり薄くなったりするものであると説明すると、理解しやすのではないかと考えています。

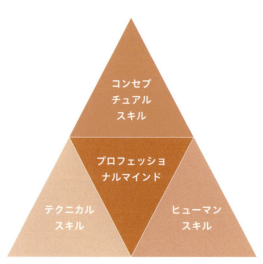

図2　看護マネジメントに必要な力

概念化することで自己効力感を上げましょう

　図3に示した一番下の楕円の中は、ある病棟で起こっていた個々の事象です。「退職が多くなった」「超過勤務が増えた」「スタッフの意見が取り上げられない不満」「誤薬等のインシデントが増えた」「新人のメンタル障害が多い」「患者さんの状態報告のみでカンファレンスがほとんど機能していない」。多くの臨床においては、これら個々の事象に個別に対応しようとしてもうまくいかずに、一つひとつの事象に振り回されて看護管理者は疲弊していることが多いのではないでしょうか。し

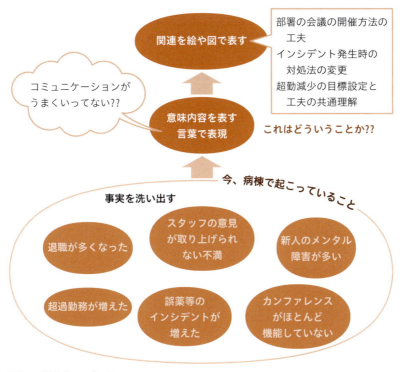

図3　概念化のプロセス

かし、これら一つひとつを丁寧に「なぜ、このようなことが起こっているのか」の意味を深く掘り下げて考えていくと、共通のこと（抽象化）が浮かび上がってきます。

　図3に示した例のように、「コミュニケーションがうまくいっていない??」ことが共通する本質かも、と考えられたら、個々の事象に対応するのではなく、コミュニケーションを円滑にするための仕組みをつくることです。例えば、部署の会議での開催方法や内容の変更、インシデント発生時の対処方法の変更、SWOT分析などを活用した方向性をそろえることで、個々の課題が自然と解決の方向に向きます。時には、フォーマルな対処方法だけでなく、インフォーマルな対処方法も採用すると効果的なこともあります。

　看護管理者として、個々の事象を分析し概念化し、そこで明らかになったことを具体的な解決方法で実践し、それが効果を上げたときは、自部署が活性化するだけでなく、看護管理者自身の自己効力感も上がります。

Chapter 7

5 ▶▶ チームをつくり、チームで生きる ─楽しく組織化する─

> 管理者が看護師に丁寧な態度で公平に接すると、
> 「良い雰囲気」「良い看護」を生み出し、
> 「高い業績」につながる

　質の良い看護は、チームが有効に効率的に機能していなければ提供できません。ベッドサイドで看護師が1人で患者さんに対応するとしても、その後ろには看護チームが機能しています。そしてこのチームは相互に協力し合いながら互いにコミュニケーションを取り合い目標に向かって進んでいます。

　看護師一人ひとりは患者さんの個別ケアが最重要点ですから、ともすると、組織としての病棟の目標、院内医療チームの目標、病院の目標を忘れがちになります。それゆえに、**看護管理者は常にこの組織がどのような方向を目指しているのか、あるいは何を問題にしているのかを共有するための仕掛けをつくり、リーダーとしてのビジョンを明確に提示しながらチームをつくることが重要です。**

　特に、学習する力と実行する力を兼ね備えたチームをつくることが大事です。そうでなければ、個人もチームも成長できません。「学習する組織」とはよくいわれることですが、これは、個々の看護師が知識やスキルを向上させ、それらを組織全体で共有することで、変化に対応し、より良い看護をする組織のことです。つまり、看護に必要な知識を継続的に学習し、それをチーム全体で共有、変化にも柔軟に対応しながらチーム全体で問題解決をしていく組織です。これって、看護の現場では普段していることですよね!?　案外、無意識に行っているように思い

7 セルフマネジメントしながら管理する

137

ます。

　看護師は、看護に必要な知識を自分で本や文献で調べたり、研修会や学習会に参加して得ています。チーム全体で共有するためには、基準やマニュアルを作成したり、カンファレンスを開いたりしています。変化に柔軟に対応するために、外部講師による講演会を開いたり、オンラインで最新の状況を把握したりしています。そして、何より、患者さんから学ぶという姿勢をもちながら看護しています。これは、看護管理者も同じです。看護組織は、いまさら言われるまでもなく、ずっと以前から学習する組織、そのものなのです。ただ、そのためには、看護管理者は、仕事を通じて看護師一人ひとりを活かすことを目新しい言葉（学習する組織とか）に臆することなく、自分たちのやっていることに、してきたことに自信をもちましょう。そして、楽しく組織化していきましょう。

働きやすい環境づくりを

　私たちは、日々の生活の中でかなりの時間を職場で過ごします。通勤時間等を含めると、1日10時間近くを占めているのではないでしょうか。超過勤務続きの人はもっとでしょうか。

　それゆえ、自分の人間性も幸福度も、仕事によって大きく左右されます。だから、職場環境は良くすべきだと思いますし、職場環境は努力によって良くできるものでもあります。看護管理者が、事情はどうあれ朝から不機嫌な顔をしていると、それを見た看護師やその他の職員に感染します。感染した結果の一番悪い影響は、看護師のモチベーションを下げて、個々の業務への集中力をそぐことにつながることです。作業の能力も創造性も下がってしまいます。その結果、ネガティブな思考、否定的な行動へとつながることになります。

　看護管理者の、ほんのちょっとした言葉、態度が重大な影響を及ぼし

ます。しかも、特定の個人だけでなく、組織全体に影響が及ぶことが多くあるのです。そのため、看護管理者は自分の欠点をよく認識し、また自分の言動が他人にどう影響するかも自覚しなくてはなりません。

看護管理者がどのような人間観・看護観をもつのかによって、その病棟・病院の雰囲気はまったく違ってきます。人間は他者や集団との相互作用を通じて、新しい価値や知識を創造できる存在であるとの人間観をもつことが重要です。つまり、1人で研修に参加したり書籍を読んだりしただけでは新たな知識や価値はつくり上げることはできないのです。人との交流が大事なのです。そのための場づくり、環境づくりを意図的にすることを忘れないようにしましょう。コロナ禍の数年間は、新たな知識や価値をつくり上げるための人との交流が遮断された、非常に残念な時間でした。

看護管理者は、看護師一人ひとりのもつ力を信頼し、尊重していることを自らの言動で示すことが必要です（「言うは易く行うは難し」ですが）。「あなたのこと、信頼しているよ。あなたの意見や考えを尊重しているよ」と、言葉や態度で示しましょう。そうすれば、人はこの人のために、この組織のために力を尽くそうというエネルギーが湧いてきます。そうすることによって、結果として、働きやすい職場環境ができあがります。

「患者満足度調査」と同様に、「看護職員満足度調査」を看護部全体や病棟独自で実施しているところは多いでしょう。その結果はどのように処理しているでしょうか。単純集計してグラフにしたり、項目間の関係をクロス集計してみたり、さらには、自由記述のところも抜き出して表にまとめて、部署会議や看護部長等に報告して終わりにしていないでしょうか。

看護師は調査票に記入することで、「日頃の不満や希望をわかってくれるかも」「改善してくれかも」と期待します。特に、「その他」などの

<u>自由記述の欄に記述する内容には、一人ひとりがその数行に込めた思い</u>
<u>があります。そこには日頃思っていること、看護管理者には耳の痛い改</u>
<u>善してほしいことや不満が書かれている一方で、同僚や看護管理者への</u>
<u>感謝の言葉などが並んでいる</u>はずです。

　調査結果は、すべて必ず部署会議等の公の場で看護師にフィードバックしましょう。そのような場や機会で、お互いの問題意識や希望、不満などを全員で共有することができます。また、そのことに真摯に向き合おうとする看護管理者への信頼を高めることになります。特に自由記載にある事項については、「すぐに、こう改善します」「時間はかかるけど、今年中には改善するように上層部と取り組みます」「この件は、すぐの改善は難しそうなので時間が欲しいし、皆さんの知恵も借りたい」「この件は、当面、難しいと思うけれど、上層部には伝えておく」「ここに書かれている私への感謝の言葉。とてもうれしい。さらに皆さんとともに進むリーダーでありたい」等々、リーダーとしての明確なメッセージを伝え、一つひとつ省くことなくすべてに丁寧に答えることが大事です。このようなことの<u>積み重ねが、お互いの「尊敬」と「信頼」をより</u>
<u>強固なものにします。</u>

　調査したにもかかわらず、何のフィードバックもしないと、満足度調査をするたびに、看護師のモチベーションは下がることになります。これだけは、絶対に避けたいものです。

　また、そのような環境であれば、看護管理者はもちろんのこと、看護師一人ひとりが臨床で安心して仕事ができ、それぞれの「価値」を見出すことができるようになります。

　人は誰でも、自分のほうを見てくれて、話を聞いてくれて、自分を理解してくれる人と関係を築きたいと思います。<u>相手を気遣わなければ、</u>
<u>当然のことながら、相手が自分を気遣うことは絶対にありません。</u>人間らしく相手とかかわるためには、笑顔で、相手を尊重して、人の話に耳

を傾けることが必要です。簡単なことではありませんが、看護管理を担う者として、日々努力したいものです。そうすることが、自分自身のセルフケアにもつながるのです。大変難しいことかもしれませんが、習慣化することで、自然と身についていきます。

学習し、成長する組織に

私はこの本のなかで、看護の組織は従来から常に成長し続け、学習する組織であったと述べてきました（その速度は、臨床現場によって違いはありますが）。ただ、それを言語化し、意図的に組織運営をしてこなかっただけだとも述べました。**すでにやっていても、それを体系化・言語化しなければ、やっていないことになります**。やっているのに、やっていないとして評価されてしまうことは、いつもモヤモヤとして自尊感情を低めることにつながります。このようなことは、看護の臨床現場には多々あるのではないでしょうか。

常に学習し成長する組織にし、それをお互いが確認できるようにするための看護管理者のリーダーシップは重要です。それは、従来のトップダウン型のリーダーシップではなく、多様な視点やアイデア（「思い込み」を捨てて、「思いつき」を拾う）を取り入れ、柔軟かつ迅速に対応し、目標を共有しながら適切なフィードバックと賞賛を欠かさない巻き込み型のリーダーシップです。

看護管理者は、人に感謝する、人の話をよく聞く、わからないことは謙虚に人に尋ねる、他人の良さを認める（褒める）、達成できたことや患者さんや家族からの感謝は全員で分かち合う、そして、常に笑顔を絶やさないことが大切です。

看護管理者が看護師一人ひとりに丁寧な態度で公平に接すると、個人としても、チーム全体としても良い雰囲気になり、それが良い看護を生み出し、高い業績を上げることにつながります。これは、先に述べてき

た心理的安全性とも関連します。エイミー・C・エドモンドソンはその著書[2]の中で、**心理的安全性は、個人の性格の違いによるものではなく、むしろリーダーが生み出すことができるし、生み出す努力をすべき**とし、メンバーがもっている専門知識やスキルを認め、メンバーを尊敬していることを、はっきりと伝えなければならないと述べています。リーダーがどれだけメンバーを信頼し、尊重できるかが鍵なのです。このような心理的に安全な環境では、人々はアイデアや疑問や懸念を積極的に口に出すことができるのです。

　第2章でライン組織について述べましたが、誤解しないでください。ライン組織は指示命令組織ではありません。報告・連絡・相談を繰り返しながら、高いコンプライアンスを維持するために機能するものです。楽しく、自信をもって、目標達成に向けた看護管理を目指しましょう。

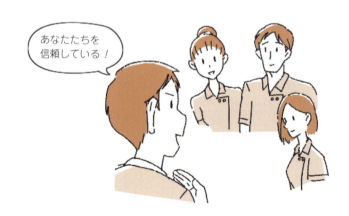

7 ● セルフマネジメントしながら管理する

📖 **引用文献** ─────────

1) 高柳和江：癒しの国のアリス．p10，医歯薬出版，2001．
2) エイミー・C・エドモンドソン著，野津智子訳：チームが機能するとはどういうことか．p179，英治出版，2014．

気分転換 したいとき、
出口の見えないトンネル に入ってしまったと思ったときに、
斜め読みしてもヒントが得られる**看護管理者にお勧めしたい本**

📖 川﨑つま子，高田朝子：はたらく看護師のための自分の育て方：
キャリア選択に活かす気づきのワーク 17．医学書院，2023．

看護師として走り出した新人時代からキャリアを積み、ある時点に差しかかると、これからの自分はどうしたいのか、このままでよいのか、という自分自身の人生を見つめる時機がやってきます。そんな自分と対峙できる指南書。

📖 森脇睦子，林田賢史，梯正之：看護マネジメント・質改善につなげるデータ分析入門．医学書院，2024．

看護実践を可視化・評価し、それに基づいて看護管理をすることの重要性には気づいていても、数字やデータの扱いに苦手意識をもつ看護管理者は多くいます。本書のなかでも書きましたが、院内には目標を達成させるための交渉や教育指導に活用できるデータが多数あります。具体事例が多く、わかりやすい本で、苦手意識がある人でも大丈夫。明日にでも使える本です。

📖 森田達也，田代志門：臨床現場のもやもやを解きほぐす　緩和ケア×生命倫理×社会学．医学書院，2023．

「ある患者さんの願いをかなえてあげたいと思ったら、『他の患者さんと公平じゃなくなるからやめたほうがよくない？』と同僚に言われた」。臨床ではあるあるです。緩和ケアの事例がとてもわかりやすく、医師と生命倫理学者との対話形式で書かれています。取り上げているテーマはとても重いのですが、躍動感のある文章でスラスラ読めます。

📖 エイミー・C・エドモンドソン著，野津智子訳：チームが機能するとはどういうことか．英治出版，2014.

チームをつくり上げるためのチーミング（チームの動詞）について、これまでの研究や事例に基づいて整理された本。リーダーシップの考え方を再考し、心理的安全性や働き方改革についてヒントになります。翻訳本なので、具体例等が少しピンとこないところがあるかもしれません。

📖 上谷さくら：新おとめ六法．KADOKAWA，2024.

おとめと表記されていますが、内容は男女関係なく読めます。恋愛・インターネット・子ども・暮らし・結婚のトラブルにまつわる法律について、とてもわかりやすい解説とイラストで楽しく読むことができます。私たちは法律によって守られていることを感じ、もっと早く知っておきたかったと思う一冊です。生きていくのに役に立つ法律を学ぶことで、スタッフも守らねばと思える本です。

📖 今井むつみ：「何回説明しても伝わらない」はなぜ起こるのか？．日経BP，2024.

現場には、「何回説明しても理解できない看護師や患者さん、医師や家族に苦慮している」人が多くいます。本書を読むことで、それぞれの専門性や思考バイアス、常に偏った視点をもつ者が集まって仕事をしていることを再確認し、冷静になることができます。

📖 大村美樹子：看護職のための心理的安全性入門．中央法規出版，2024.

「心理的安全性の高さ」が担保されている状況は、チームの力が最大限に機能できるとして、コミュニケーションスキルをベースにした、基本的な心理的安全性について理解するのに読みやすい本です。

📖♪ 高柳和江：癒しの国のアリス．医歯薬出版，2001．

「自分のやっている仕事が、どれだけ一人の人生を変えるかもしれない
ということを理解しなければならない」。"人間としての尊厳と権利を求
めて"という副題が示すように、医療者を含めた癒しの環境全般に言及
している書です。少し古い本ですが、一読の価値があります。

📖♪ 山根承子：努力は仕組み化できる．日経BP，2024．

本の帯には「努力できる」を根性論ではなく科学的に考える、とありま
す。「ナッジ」を活用し、楽しくシステム化・習慣化することのヒント
がたくさん入っています。自分自身だけでなく、スタッフ指導にも役に
立つ本です。

📖♪ 折戸裕子：女性リーダーのための！　感情マネジメントスキル．
　　すばる舎，2018．

ビジネスの世界で女性リーダーが抱える問題の解決策を、具体的な事例
で感情を上手にコントロールするコツと、実践的な対処法を解説してい
ます。病院組織とはかなり違うところが多いですが、「へぇ〜」と思い
ながら面白く読めると思います。スタッフや上司の対応にヒントになる
ことも。

📖♪ 水戸美津子：ナースのためのレポートの書き方 第2版．中央法
　　規出版，2020．

臨床現場で求められる、相手に伝わる文書ルールと知識をコンパクトに
まとめた本です。文章を書くことに苦手意識のある看護師に読んでもら
いたいと考えています。単なるレポートの書き方だけではなく、日々ど
のような習慣をもつことが良い文章を書くことにつながるのか、という
点も丁寧に解説したつもりです。読んでいただき、お役に立てたら幸い
です。

索 引

欧 文

KYT	51
OJT	117
PDCA	32, 34
RCA 根本原因分析	61, 64
SWOT 分析	33, 34
TPO	7

あ

挨拶	2
安全管理	63
安全文化	71
育休	87, 91
育児	84, 104
異動	10, 111
医療安全	35, 61, 69, 108
医療安全管理委員会	65
医療安全対策加算	65
インクルージョン	15
インシデント	61, 64, 88, 120
インターンシップ	116
院内教育	11, 24
ウエルカムボード	117
エラー	54, 62, 69
オリエンテーション	32, 94
オンコール	112
オンデマンド	52

か

介護	84
概念化	132, 135
外来	18
学習する組織	138, 141
環境	3, 9, 18, 21, 104, 109, 138
看護管理者	7
看護職員満足度調査	139
看護の専門性の発揮に資するタスク・シフト／シェアに関するガイドライン及び活用ガイド	36
患者満足度調査	48, 139
感染防止	51
カンファレンス	91
管理者	3
看護職の倫理綱領	114, 122
危険予知訓練	51
既婚者	14
帰属意識	100
既卒者	118
キャリア	82, 87, 114
キャリアアップ	86, 114
給与	111
教育計画	12
教育研修計画	96
共感力	24
協働	141
具体的指示	37
継続教育	117

結婚	84, 104	衝突	28
研究	92	情報	42, 120
健康フェア	19	褥瘡予防	52
研修	52	職場環境	69, 93, 138
講演会	19	新型コロナウイルス感染症	51
交渉力	24	人材育成	87, 97, 100
公平	15, 93, 141	人材確保	104
個人情報	60	人材教育	117
コミュニケーション	6, 136	人事異動	10
コミュ力	24	新人看護師	43, 94, 107, 129
誤薬	62	新卒者	14, 117
コラボレーションプラットフォーム	64	心理的安全性	15, 91, 93, 109, 142
コンプライアンス	58	診療の補助	18, 21
コンフリクト	28, 83	ストレス	10, 122, 126, 129, 133

		スペシャリスト・ナース	11
		生活モデル	82

さ

採用	116	セルフケア	126, 141
サマリー	20	早期退職	94
残業	89	組織風土	95
残業手当	112	尊重	7, 15
ジェネラリスト・ナース	10, 21, 38, 86		

た

資源	10	対応力	12
事故	61, 64	大規模病院	2
自己効力感	136	退職	120
自尊感情	84, 92, 129, 141	退職者	104, 108
時短	15	対人リスク	94
実習	117	態度	70
実習指導	116	対立	28
柔軟性	12	多職種連携	32
守秘義務	20	タスク・シェア	35
少数精鋭	10	タスク・シフト	35
		短時間勤務	91

地域連携室	18
チーム医療	73
抽象化	136
中小規模病院	2
中途採用者	14, 94, 110, 117
超過勤務	15, 43, 88, 104, 107, 110, 117
賃金	97
データ	42, 121
転倒	51, 53
転倒防止	52
特定行為研修	35
トップダウン型リーダーシップ	141
外山義	9

な

ナイチンゲール	18, 21, 82, 129
日常性	2, 8
認知心理学	70
ノンテクニカルスキル	69

は

パート	16
バーンアウト	123
ハイデッガー	8
働き方改革	35
ハラスメント	75, 83
非日常性	3
ヒューマンエラー	70
平等	15
病棟会議	91
フィードバック	16, 114, 140

俯瞰	44, 122, 132
復職者	14
福利厚生	111
ふれあいイベント	19
フレームワーク	33, 34
プロトコール	38
包括的指示	37
報酬	97
暴力	75, 83
報連相	32
ポートフォリオ	52, 96, 100
ホームページ	117
保健師助産師看護師法	18, 21, 60

ま

巻き込み型リーダーシップ	141
マニュアル	111
マネジメント	3, 86, 133
満足度調査	48, 139, 140
メンタルヘルス	75
面談	92
燃え尽き症候群	123
目標管理	92, 96, 100
目標達成	141
モチベーション	25, 100, 125

や

夜勤	112
夜勤手当	112
ユーモア	128

ら

ライフキャリア ································ 84
ライン組織 ·························· 31, 77
ラダー ···························· 96, 100
リーダーシップ ························ 141
離職 ········ 15, 29, 42, 75, 87, 104, 111
リソース ······························· 10
療養上の世話 ······················ 18, 21
リリーフ ·························· 10, 30

臨機応変 ························· 12, 82
臨床研究 ······························ 92
倫理 ·································· 58
ローカルルール ······················· 95
ロールモデル ·············· 8, 59, 84, 122

わ

ワークエンゲージメント ··············· 88
ワークライフバランス ················· 87

おわりに 〜 感謝にかえて 〜

　本書は、**看護管理の実践課題を既成の理論に当てはめて考えることや、あるべき論で解決していくのではなく、あくまでも現場で起こっていることにこだわりながら、何気なくしていることが実は看護になっていたり、否定的にとらえていたことが強みだったり、引け目に感じていることはどうでもいいことだった、と"当たり前"と思っている視点を変えることができる本に**したいと願って書いたものです。

　それは、取りも直さず、現場で看護管理をしている看護師たち皆が、使命感をもちながら、黙々と仕事をする姿を見聞きしていたからにほかなりません。現場にこだわった看護管理の本を書きたいとの思いは、時には看護管理者の元気のないネガティブな話に耳を傾けながら「報われない仕事だなぁ、でも、それがないと、医療は回らないのだ…」というところから生まれ、それでも、視点を変えたら、楽しく、自信をもって、成果を提示できるようになるのにと思い、実現したのがこの本です。

　この拙い文章で、そのねらいがどのくらい伝わったか不安ですが、自分の臨床をネガティブにとらえていた人や、他と比較して引け目を感じていた人の視点の転換に、少しでも役に立つことができたとしたら、とてもうれしく思います。

　私は看護学校のとき、真面目に勉強する友人たちを横目に、サークル活動とアルバイトに没頭した不真面目そのものの学生でした。看護の勉強に興味がもてず、（窮屈で面白くないと）教員にすぐ突っかかる学生でしたので、実習の成績は散々なものでした（たぶん、反抗的な態度が教員の反感を買ったのだろうと思う）。

　しかし、聖路加国際病院と虎の門病院で看護師として仕事をして、初めて看護の面白さと素晴らしさを実感し（現場に出て、看護を選び直したという感じです）、一生続けることのできる素晴らしい職業を選んだと思って、その後、看護基礎教育の世界に入りました。ところが、教育の場から臨床の看

護師をみると、なぜか自信なさげで、自尊感情の低い看護師や看護管理者が多いように感じ、ずっと長い間、気になっていました。「皆、よくやっているのに…」「こんな素晴らしくて、尊い仕事はないのに…」と思うとともに、卒業生たちにも同様な感じを受けることがありました。そんなとき思い出すのが、昔、聞いたこんな言葉です（経済学者か経営学者の方が言っていたように記憶しています）。「第一線を大事にしない学問は、いずれ滅びる！」。

現場にこだわりたい。この本を書きながら、さまざまなエピソードを思い出し、そのいくつかは本のなかに書いています。自分の臨床時代の同僚や先輩・上司とのこと、現在の大学の管理運営との共通点、40年を超える看護基礎教育のなかで出会った学生や臨床の看護師たち…。登場するエピソードの多くは、私の頭のなかで再生され続けている、とても印象的なものです。E・H・エリクソンの老年期の発達課題としての「統合」と結びつけ、自分の課題をクリアした気分にもなりました。

共著者の榎本晶さんとは、聖徳大学で一緒に仕事をしました。臨床や教育の場でさまざまな経験をされて、発想が自由で楽しい方です。何より、臨床的な視点をもって教育をされています。特に医療安全に関しては、翻訳本（「ヒューマンファクターズのアプローチによる患者安全」海文堂出版、2020）も出されており、本書では第3章・第4章を執筆いただきました。知識も実践も優れている方で、私の話をいつも「そう、そう」と共感してくださり、この本の構想をお話ししたとき、一緒に書きたいと言っていただきました。心から感謝いたします。

最後に、本書の企画編集をしていただいた中央法規出版の塚田太郎氏には、最初の構想から4年ほどの時間が経ったにもかかわらず、根気強くお付き合いくださいましたことに心からお礼申し上げます。塚田氏のおかげで、これまで看護管理について院生や現場の方々に話し、考えていたことを言語化することができました。本当にありがとうございました。

2025年3月　水戸美津子

著者紹介

■水戸美津子（みと・みつこ）……………………聖徳大学看護学部学部長／教授

北海道立衛生学院看護婦第一科卒業後、聖路加国際病院、虎の門病院で臨床看護の面白さと奥深さを経験。その後、千葉県立衛生短期大学、新潟県立看護短期大学、山梨県立看護大学・大学院、自治医科大学看護学部・大学院において看護基礎教育の難しさと限界を感じ、特別養護老人ホーム施設長・医療法人看護部統括（現在非常勤）を経て、現在は、聖徳大学学長補佐（女性活躍担当）、大学院看護学研究科長、看護学部学部長、看護学研究所長。また、自治医科大学では附属病院副病院長・看護職キャリア支援センター副センター長も務めた。専門は、看護管理学および老年看護学。

自治医科大学名誉教授

筑波大学大学院修了　修士（リハビリテーション）

兵庫教育大学連合大学院修了　博士（学校教育学）

■主な著書

- 水戸美津子：高齢者の存在確認行動に関する研究．木下康仁編著：分野別実践編グラウンデット・セオリー・アプローチ．弘文堂，2005．
- 水戸美津子編：新看護観察のキーポイントシリーズ　高齢者．中央法規出版，2011．
- 水戸美津子編：新看護観察のキーポイントシリーズ　在宅看護．中央法規出版，2014．
- 水戸美津子：ナースのためのレポートの書き方　第2版．中央法規出版，2020．

■榎本　晶（えのもと・あき）……………………………和洋女子大学看護学部講師

2007年、Middlesex University London 大学院修士課程卒業。公益社団法人地域医療振興協会東京ベイ・浦安市川医療センター手術室、聖徳大学看護学部看護学科を経て、慶應義塾大学大学院健康マネジメント研究科医療マネジメント学後期博士課程修了後、和洋女子大学看護学部看護学科講師、東京医科大学大学院医学研究科社会人大学院・研究系専攻医療の質・安全管理学博士課程に在籍。

■主な著書

- シドニー・デッカー著，榎本晶，十亀洋訳：ヒューマンファクターズのアプローチによる患者安全．海文堂出版，2020．

楽しくなる・自信が湧く・成果が出る
中小規模病院の看護管理メソッド

2025 年 4 月 20 日　発行

著　者　水戸美津子・榎本晶
発行者　荘村明彦
発行所　中央法規出版株式会社
　　　　〒 110-0016　東京都台東区台東 3-29-1　中央法規ビル
　　　　TEL 03-6387-3196
　　　　https://www.chuohoki.co.jp/

印刷・製本　日本ハイコム株式会社
装幀デザイン　二ノ宮匡（ニクスインク）

定価はカバーに表示してあります。
ISBN 978-4-8243-0248-9

本書のコピー、スキャン、デジタル化等の無断複製は、著作権法上での例外を除き禁じられ
ています。また、本書を代行業者等の第三者に依頼してコピー、スキャン、デジタル化する
ことは、たとえ個人や家庭内での利用であっても著作権法違反です。

落丁本・乱丁本はお取り替えいたします。

本書の内容に関するご質問については、下記 URL から「お問い合わせフォーム」にご入力
いただきますようお願いいたします。
https://www.chuohoki.co.jp/contact/

A248